医院多院区管理
理论与实务

主编◎ 王成增　王福伟

郑州大学出版社

图书在版编目（CIP）数据

医院多院区管理理论与实务 / 王成增，王福伟主编.
郑州：郑州大学出版社，2025.8. -- ISBN 978-7-5773-
1218-7

Ⅰ. R197.32

中国国家版本馆 CIP 数据核字第 20254XH510 号

医院多院区管理理论与实务
YIYUAN DUOYUANQU GUANLI LILUN YU SHIWU

策划编辑	陈文静		封面设计	苏永生
责任编辑	许久峰　丁晓雯		版式设计	苏永生
责任校对	张若冰		责任监制	朱亚君

出版发行	郑州大学出版社		地　　址	河南省郑州市高新技术开发区
经　　销	全国新华书店			长椿路 11 号（450001）
发行电话	0371-66966070		网　　址	http://www.zzup.cn
印　　刷	河南瑞之光印刷股份有限公司			
开　　本	787 mm×1 092 mm　1 / 16			
印　　张	9		字　　数	197 千字
版　　次	2025 年 8 月第 1 版		印　　次	2025 年 8 月第 1 次印刷

书　　号	ISBN 978-7-5773-1218-7		定　　价	69.00 元

编委会

主　编　王成增　王福伟

副主编　姜　勇　赵　杰　余祖江　苟建军　黄　艳

　　　　张冬青　张国俊　王庆祝　郭瑞霞　朱长举

　　　　赵龙君　王守俊　万香波　张志谦

编　委　（按姓氏拼音排序）

　　　　陈长英　陈志敏　程　铭　程　哲　底瑞青

　　　　段彦然　付　航　高景宏　郭文治　何　巍

　　　　纪文革　蒋　帅　李建军　李　军　刘春阳

　　　　路　薇　屈清荣　单怡凡　盛光瑞　师小勤

　　　　史　芳　谭　汇　王　冲　王　莉　王素凡

　　　　王雪青　王振龙　王志举　吴　建　闫生方

　　　　杨晓鹏　游　泳　翟宇杰　张　鹤　张亚丰

　　　　赵　辉　赵进进　周迪克

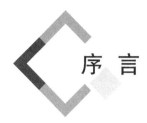

序 言

中国医改已进入深水区与关键期。如何破解医疗资源分布不均、服务体系碎片化等结构性矛盾？如何在新时期推动公立医院高质量发展？如何在规模扩张与内涵发展之间找到平衡点？《医院多院区管理理论与实务》一书以扎实的理论根基与鲜活的实践案例，为上述时代命题提供了创新性答案。

本书以郑州大学第一附属医院多院区发展为研究样本，以理论和实践双视角剖析多院区管理的复杂性与动态性，既填补了学术界对多院区管理模式系统性研究的空白，也为医疗管理者提供了可落地的工具与方法论支持。郑州大学第一附属医院在新医改的历史背景下，通过改革创新，在10余年间实现了从单体医院到多院区的跨越式发展，医院规模和综合实力也进入全国第一方阵，形成了"党委管总、院区主战、学科主建"的多院区管理模式，是中国式现代化医院管理模式的生动体现。

在当前全面推进"健康中国"建设和公立医院高质量发展的背景下，本书的出版恰逢其时。期待更多医疗机构能从郑州大学第一附属医院的探索中汲取经验，也希望本书能够为卫生健康政策的制定者和研究者，以及医疗机构的管理者和实践者提供有益参考。

是为序。

中华医学会副会长
北京医学会会长
封国生
2025 年 3 月

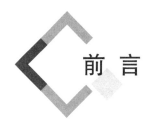

前　言

　　新时代背景下,我国医疗卫生体系改革正经历从量的积累向质的跃升的历史性跨越。党的二十大报告明确提出"深化以公益性为导向的公立医院改革""推动优质医疗资源扩容下沉和区域均衡布局",为公立医院高质量发展锚定了方向。在这一进程中,多院区发展模式既是破解医疗资源结构性矛盾的关键抓手,也是公立医院响应国家战略、服务人民健康需求的创新实践。本书以改革开放 40 余年的公立医院发展轨迹为经,以新时代医改政策导向为纬,系统解构多院区建设的理论逻辑与实践范式,试图为这一重大命题提供兼具历史纵深与现实洞察的答案。

　　回顾历史,公立医院的规模化发展始终与经济社会变革同频共振。从 20 世纪 80 年代"单体规模扩张"解决"看病难"问题,到新医改时期"医疗联合体"探索资源下沉,再到"十四五"时期"多院区协同"推动优质资源精准辐射,公立医院的空间布局与管理模式始终承载着国家医疗卫生体系的战略意图。本书以政策演进为线索,揭示了多院区发展从"被动应对"到"主动规划"、从"粗放复制"到"精细协同"的转型逻辑,为读者厘清改革背后的顶层设计与底层逻辑。

　　在理论构建层面,本书突破传统管理学的单一视角,创新性地提出"公立医院多院区发展三维理论框架":在治理维度上,强调"党委管总、院区主战、学科主建"的协同机制,以党建引领统筹全局,赋予院区灵活运营自主权,依托学科差异化筑牢核心竞争力;在战略维度上,构建"目标层-路径层-保障层"的递进模型,将远景规划分解为资源整合、流程再造、文化融合等可操作模块;在实践维度上,聚焦"质量控制同质化、学科布局差异化、应急响应协同化"三大核心场景,提炼标准化管理工具与动态评估体系。这一框架既回应了公立医院公益性与运营效率的平衡难题,也为多院区管理提供了可复制的方法论。

　　在实践探索部分,本书以郑州大学第一附属医院多院区建设与发展为典型案例,立足于服务郑州国家城市中心现代化建设和"健康河南"行动,展现郑州大学第一附属医院如何通过"党委管总、院区主战、学科主建"的总体方针和"点-线-面-体"立体化管理手段打造特色同城多院区布局,进而促进优质医疗资源扩容和区域均衡布局。从东院区打造"国际化综合院区"的精准定位,到在郑州市西部布局一个服务延伸点,以纾解河医院区就诊压力;从基于"同城异地、三中心互为灾备"双活架构的跨院区信息化系统集成平台,到"一科一策"的学科错位发展图谱,这些实践不仅验证了理论框架的可行性,更凸显了"因地施策、因时创新"的管理智慧。尤为值得关注的是,其在"多院区–城市群"联动中形成的"技术输出+人才孵化+标准共建"辐射机制,为区域医疗协同提供了创新样本。

本书的编写集结了卫生政策研究者、医院管理专家与一线实践者的多元智慧,既有对国家政策的深度解读,也有对运营痛点的微观剖析;既有理论模型的严谨推演,也有真实案例的鲜活叙事。我们期待这些内容能够帮助读者实现三个层面的认知突破:其一,理解多院区发展不是简单的规模扩张,而是公立医院功能重构与价值再造的系统工程;其二,掌握从战略规划到落地执行的关键控制点,避免"重硬件投入、轻机制创新"的误区;其三,激发因地制宜的改革创新能力,在遵循普遍规律的同时培育特色优势。

衷心感谢中华医学会副会长、北京医学会会长、《中华医院管理杂志》总编辑封国生教授拨冗为本书撰写序言。衷心感谢河南省医院管理研究院组织郑州大学第一附属医院、公共卫生学院多领域专家团队编撰本书!谨向所有参与本书编写的专家学者致以诚挚谢意,感谢诸位同仁在理论探索与实践经验方面的真知灼见与倾情分享。期冀本书能为推进多院区建设与管理工作的同行提供有益参考,书中若有疏漏欠妥之处,恳请学界同仁不吝指正。

河南省医院管理研究院 院长

郑州大学第一附属医院 党委书记

2025 年 3 月

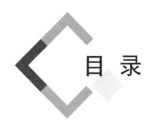

目 录

第一章 医院多院区概述

在我国,事业单位是由国家利用国有资产设立的公益性组织,主要承担教育、科技、文化、卫生、体育等社会服务职能,同时参与部分公共管理事务。与政府机关不同,事业单位不属于行政机构,是独立法人单位,其设立需符合《事业单位登记管理暂行条例》。根据资金来源和财政支持的不同,事业单位可分为全额拨款、差额拨款和自收自支单位,其管理通常由政府职能部门负责。作为事业单位的典型代表,公立医院属于差额拨款性质的公益二类事业单位,通常是由政府设立、卫生健康部门主管,并受到财政支持的非营利性医疗机构。

公立医院作为我国医疗卫生服务体系的主体,承担着全国80%以上的门诊、急诊和住院医疗服务任务,肩负着培养高质量医学人才和研发高水平临床诊疗技术的重任,是培育和发展新质生产力的主力军。根据原卫生部医院分级管理办法,医院分为三级:一级医院是直接向一定人口的社区提供预防、医疗、保健、康复服务的基层医院、卫生院;二级医院是向多个社区提供综合医疗卫生服务和承担一定教学、科研任务的地区性医院;三级医院是向几个地区提供高水平专科性医疗卫生服务和执行高等教学、科研任务的区域性以上的医院。其中,三级公立医院通常规模大、床位数多、医疗技术和服务质量较高,具有较强的辐射能力和综合实力。

公立医院的产权在法律上明确归属于国家,政府代表国家行使所有权,包括对卫生资源的最终支配权与收益权。然而,由于公立医院实际运营中涉及多元化的资金来源(如财政补助、医疗服务收入、社会资本合作等)和多层级管理主体(如卫健委、财政部门、医保局等),其管理权、经营权与所有权的分离机制尚未完全理顺,导致医院治理结构存在权责不清、激励不足等问题,进而影响资源配置效率。党的十八大报告提出要"深化公立医院改革",核心是通过体制机制创新(如管办分开、政事分开、医药分开等)强化公益性定位,重点在于优化政府与医院间的权责关系,通过建立现代医院管理制度、完善法人治理结构等举措提升运营效能,确保基本医疗服务的公平性和可及性。

公立医院是推动卫生健康领域新质生产力发展的战略主体。新质生产力作为先进生产力的质态跃迁,以创新型人才队伍(新型劳动者)、前沿性技术集群(新型劳动工具)、智能化诊疗场景(新型劳动对象)为关键要素,其效能实现路径表现为:具有现代医学知识结构和创新能力的新型卫生技术人才,运用人工智能(artificial intelligence,AI)辅助诊疗系统等新型劳动工具,精准作用于基于大数据分析的个体化诊疗方案等新型劳动对象,通过全要素生产率提升驱动医疗卫生服务能级跨越。相较于传统生产力形态,新质生产力在技术先进性、资源配置效率、服务供给质量及可持续发展能力等方面具有显著优势。

公立医院高质量发展作为中国式现代化在医疗卫生领域的具体实践,必须牢牢把握新质生产力发展规律。通过深化落实《"健康中国2030"规划纲要》要求,着力构建"四位一体"创新体系:机制创新重构现代医院治理体制架构,技术创新突破关键诊疗技术瓶颈,服务创新打造智慧医疗生态体系,管理创新推进精益运营管理模式。这一系统性变革推动公立医院发展方式由"规模扩张型"向"质量效益型"转型升级,最终构建优质高效整合型医疗卫生服务体系,切实履行保障人民群众全生命周期健康的核心职能。

第一节　医院多院区的发展历程

纵观我国卫生服务体系全局,三级医院占据医疗卫生服务体系的主体地位,卫生资源配置呈现出"倒三角"形式。我国医院床位规模存在不断扩张的趋势,其中三级医院床位规模增速远大于一级、二级医院,医疗资源有继续向三级医院集中的倾向。从我国医院床位总量的变化来看,从1980年的119.58万张增长至2023年末的1017.40万张,涨幅达750.81%。具体来看,2023年三级医院、二级医院和一级医院床位数量分别为371.04万张、285.34万张和74.66万张,反映出三级医院在我国医疗体系中的重要地位。随着医院规模的不断扩大,三级医院逐渐形成了"多院区"的发展模式,旨在解决单一院区资源不足的问题,从而优化医疗资源配置并提高服务覆盖率。"多院区"发展模式随着不同历史时期和背景的变化而变化,大致分为五个阶段:早期萌芽阶段、逐步成型阶段、优化调整阶段、快速扩张阶段、逐步规范发展阶段。

一、早期萌芽阶段(改革开放至20世纪90年代初)

医院多院区模式的早期发展背景,可以追溯到20世纪80年代,这正值中国改革开放蓬勃发展阶段,社会各领域经历着深刻的经济体制改革。卫生事业作为其中的重要组成部分,也开始探索新的管理模式和发展方向,特别是在大城市和经济特区,三级医院开始出现了资源整合、重组等医疗合作或协作现象,医院多院区的发展雏形开始显现。

1984年,为进一步打破部门、地区所有制的界限,充分发挥大医院的技术优势,挖掘中小医院的技术、设备和床位的潜力,哈尔滨医科大学第一附属医院(简称哈医大一院)联合了9所中小型地方医院,成立了医疗联合体。联合体在各分院共设立了11个协作专科、286张协作病床,本着开放办院、人才流动、床位全开、设备共用、统筹规划、联合经营的原则,实现了技术、设备和床位的共享,形成了紧密的实体合作组织。哈医大一院作为"联合总院",对各分院进行医疗技术支持和管理指导,各分院不仅共享总院的技术和设备,还通过人才流动、床位共享、统筹规划等方式提升医院的整体服务能力。通过这一模式,联合体不仅满足了大医院在负荷过重情况下的医疗需求,还通过分流病人、增加床位利用率等方式缓解了医疗资源紧张的问题。这种"联合总院-分院"形式的医疗联合体是对卫生事业经济体制改革的早期探索。

中共十二届三中全会之后,城市经济体制改革的全面展开为 1985 年首轮医改的全面展开奠定了基础,这个阶段改革的核心思想是放权让利,扩大医院自主权。受到国有企业改革的影响,政府直接投入逐步减少,市场化逐步进入医疗机构。同年,国务院批转原卫生部《关于卫生工作改革若干政策问题的报告》(国发〔1985〕62 号文),提出要"放宽政策,简政放权,多方集资,推动卫生事业发展",以缓解政府财政压力、激发医疗机构的活力,由此拉开了医疗机构转型的序幕。1989 年国务院批转原卫生部等五部门联合制定的《关于扩大医疗卫生服务有关问题的意见》(国发〔1989〕10 号文),特别强调"给予卫生产业企业三年免税政策,积极发展卫生产业",提出进一步通过市场化来调动企业和相关人员积极性。1991 年,全国人大第七次会议提出了新时期卫生工作的方针是"预防为主,依靠科技进步,动员全社会参与,中西医并重",并强调把工作重点放到农村。这一时期医改的主导思想是"给政策不给钱",为医院的自主运营和多院区模式的出现提供了契机,医院在市场竞争中逐渐具备了更大的自主权。

这一背景下,医院多院区模式开始逐渐兴起,成为解决医疗资源分布不均和提升服务覆盖的有效方式。大医院通过设立分院、兼并、托管等方式拓展服务覆盖范围,优化医疗资源配置,不仅缓解了区域内的医疗资源不足的情况,还通过分院的运营增强了整体的运营效益和市场竞争力,取得了一定的社会效益和经济效益。由此,多院区模式呈现出多样化的创新形态,包括"挖潜办分院""承包办分院""股份制办分院"和"联合办分院"等。例如,1988 年昆明医学院第一附属医院采用"挖潜办分院"的方式,仅用一个月的时间筹办了一所 450 张床位的综合性分院,通过充分利用现有资源,医院有效缓解了当地患者"看病难、住院难"的困境。五年半的时间里,分院共收治病人近 3 万人,总住院床日达 94 万天,治愈好转率达 85% 以上。这一成功经验展示了通过资源整合与合理配置,医院能够有效提高医疗服务覆盖面和质量。随着医疗市场的逐步开放和医改的不断推进,政府逐渐放宽了对公立医院的管控,鼓励医院开展市场化运营。

这些早期实践为后来医院多院区模式的发展提供了宝贵经验,也为中国医疗卫生事业的进步注入了新的活力。医院逐步认识到合理配置和整合医疗资源是提升服务能力和扩大服务覆盖的关键,也是增强自身的运营管理能力和市场适应力的关键。这些探索不仅为解决大城市和经济特区的医疗资源瓶颈提供了有效路径,也为我国医疗体制改革和卫生事业的进一步发展奠定了基础。

二、逐步成型阶段(20 世纪 90 年代中后期至 2008 年)

1996 年 12 月 9 日,中共中央、国务院召开了全国卫生工作会议,明确了新时期卫生工作的方针和政策。之后国家相继出台了《中共中央、国务院关于卫生改革与发展的决定》(中发〔1997〕3 号)、《关于城镇医药卫生体制改革的指导意见》(国办发〔2000〕16 号)等纲领性文件,鼓励各类医疗机构合作、合并,共建医疗服务集团,形成规模效益,这为之后的医疗体制改革奠定了基础,推动了医院集团化的建立与发展。

尽管在当时并未明确提出"多院区"概念,但通过政府干预与政策引导,出现了一批依靠行政关系管理的医院集团雏形,标志着我国医疗资源重组和医疗机构改革的初步探索。各地医院纷纷通过托管、合并、改建及共建等方式扩大医院规模,形成集团化的经营和管理机制,打破了市属、区属和行业等不同医疗机构之间的壁垒,促进了卫生资源的合理配置和高效利用。在这一阶段,富有"改变经营规模"特殊含义的医院集团使得医疗服务质量和效率显著提升,尤其在资源共享和管理协同方面,部分医院集团依托其品牌和技术优势,带动了不同级别医疗单位的整体医疗质量、医务人员素质以及服务内涵的提升,取得了"1+1>2"的效果。在这一过程中,南京市鼓楼医院集团和上海瑞金医院集团成为最具代表性的例子。

南京市鼓楼医院集团是全国首个医院集团,成立于1996年末,由南京市的鼓楼医院、口腔医院、儿童医院 3 家市属三级医院联合组成。在医院集团化管理模式下,3 家医院共同组建了管理委员会,委员会成员按轮流方式担任主任委员,各医院在委员会的统一协调下开展工作,但仍保持各自独立法人地位。为进一步促进资源共享与协同效应,集团内实施了内部会诊制度,并实现了大型设备和检查资源的共享。集团内还通过低年资医师的轮转与进修制度,促进医务人员的多学科交叉与综合素质提升。随着集团化进程的深入,2005 年鼓楼医院集团的管理模式逐步从松散型转变为紧密型,将口腔医院和儿童医院并入鼓楼医院集团,成为该院的 2 个分院,同时纳入南京市胸科医院,优化了内部管理结构,成为医院集团发展的典型案例。

上海第二医科大学附属瑞金医院(现名上海交通大学医学院附属瑞金医院)也成为医院集团化管理的先行者。1999 年瑞金医院与卢湾区中心医院、市政医院合作,后卢湾区中心医院更名为"瑞金医院卢湾分院",市政医院建制撤销成为瑞金医院分部。初期瑞金医院为分院输出管理、技术、人才,推动了分院医疗服务质量的提升。随着改革的深入,瑞金医院逐渐全面接管了分院的经营管理,进一步巩固了医院集团的管理模式,也为城市卫生资源的优化配置提供了成功经验。此后,瑞金医院集团进一步扩展,签约了闵行医院和台州中心医院等,逐渐形成了跨地区、跨级别、跨部门的医疗联合体。

国有企业医院改制与社会化改革的推进也为医院集团的扩展提供了契机。2002 年国家出台《关于国有大中型企业主辅分离辅业改制分流安置富余人员的实施办法》(国经贸企改〔2002〕859 号)和《关于进一步明确国有大中型企业主辅分离辅业改制有关问题的通知》(国资分配〔2003〕21 号),要求企业将所属医院通过与社会医疗保险制度改革相结合,鼓励社会资本参与企业医院改制与重组,以推动国企医院的规模化扩张。例如,2002 年上海中山医院与上海纺织第三医院合并,通过资源整合,后者转型为中山医院肿瘤中心的一部分。通过这种协作,医院不仅提升了肿瘤治疗的专业化水平,还推动了分院体系建设,进一步完善了区域医疗网络,增强了整体医疗服务能力。

　　2004年,原中铁建总医院从企业中分离,整体划转并入北京朝阳医院成为其京西院区(现名石景山院区),成为京西地区重要的医疗中心,重点建设职业病与中毒医学、急诊、呼吸、心脏等专科。作为北京市中毒救治中心,北京朝阳医院通过跨区域、跨部门的资源优化与整合,成功构建了覆盖北京东西部的中毒救治网络。这一举措不仅强化了医院在中毒救治领域的专业能力,还进一步提升了北京市在公共卫生事件中的应急响应水平,为市民提供了更加全面和高效的医疗服务保障。

　　随着城市化进程的加速和城市规模的不断扩大,郊区和新城区的居民卫生需求与卫生资源相对短缺的问题凸显,"看病难、看病贵"的现象日益加重。为了缓解"看病难、看病贵"的现象,许多大型医院开始在郊区建设分院,以提高区域内的卫生服务覆盖率和质量。2006年,华山医院在上海浦东新区设立了直属分院——华山医院浦东分院,这也是上海首家公立涉外国际医院,除了配备先进的仪器设备外,还从总院选派一批具有国际医疗经验、精通多国语言的医护骨干,在医疗理念、就医流程、支付体系等各方面与国际接轨,不仅为外籍人士提供极大便利,也为上海世博会、进博会等提供医疗保障,成为一张提升城市软实力的"国际名片"。

　　根据2004年原卫生部发布的第三次全国卫生服务调查,48.9%的居民因病未能及时就医,29.6%的患者应住院而未住院。2005年5月24日,时任卫生部政策法规司司长刘新明指出"市场化非医改方向",并强调"看病贵、看病难"等现象的根源在于我国医疗服务的社会公平性差、资源配置效率低。这为之后"多院区"模式的优化提出了更高的要求,旨在进一步提升医疗服务的整体水平和可及性。

三、优化调整阶段(2009年至2013年)

　　2009年中共中央、国务院发布《关于深化医药卫生体制改革的意见》,我国开启了新一轮医药卫生体制改革的征程。文件再次明确指出"强化区域卫生规划",对优化医疗资源配置和提升服务效率作出了战略性部署。在政策引导下,全国各省市开始有计划、按步骤地新建、迁建和联合重组医疗集团,快速形成了一批颇具规模的多院区医院,推动了公立医院结构布局的优化调整。文件同时明确要求"严格控制公立医院建设规模",以遏制公立医院无限制扩张乱象,促进公立医院发展向更加精细化和结构化方向转型。这一阶段被认为是"多院区"公立医院发展模式的最早政策导向。

　　为进一步推动中心城区优质医疗资源向农村、郊区及周边地区辐射,上海市政府于2009年启动了"5+3+1"工程,计划在郊区大规模新建三级综合医院,在浦东、闵行、南汇、宝山、嘉定5个区,分别引入上海长征医院、上海交通大学医学院附属仁济医院、上海市第六人民医院、复旦大学附属华山医院、上海交通大学医学院附属瑞金医院等优质医疗资源。每所新建医院的床位规模为600张,由市、区两级政府共建,确保郊区居民享受与中心城区同质化的医疗服务。对崇明、青浦、奉贤3个区县的中心医院按照三级医院等级评审标准全面升级,床位规模为800张,通过对人员配置、技术水平和硬件设施进行优化,提升郊区医院的综合服务能力,缩小城乡医疗差距。迁建金山区1所医院,进一步优化区域医疗资源配置,满足当地居民就医需求。通过上述举措,上海不仅实现了优质医疗资源向郊区的有效辐射,还显著提升了郊区医疗服务的整体水平。

浙江大学附属第二医院自 2009 年起也积极探索并实施多院区一体化管理模式,仅用 10 年时间就建成了解放路院区(核心院区)和滨江院区两大综合性院区,以及城东院区、浙大院区、眼科院区、博奥院区等专科院区群,形成同质化发展的总体格局。医院依托优势学科和患者来源,在专科院区重点布局以系统疾病为中心的学科群,如在博奥院区,围绕心脑血管疾病全过程重构服务流程和诊疗体系,开展精准诊治及危险因素干预,还建立了外周血管疾病专病综合诊治中心、血管源性保肢中心以及代谢相关心血管疾病管理体系。聚焦脏器功能重建及早期复健、介入诊疗技术与产品研发,为心脑血管疾病患者提供一站式、全周期诊疗服务。医院由此成为首批国家心血管病区域医疗中心和首个国家心脑血管植入器械产教融合创新平台。多院区的建设提升了浙江大学附属第二医院的医疗服务能力,也推动了医院向精细化、多元化发展,成为全国医疗体系改革的典范。

除了上海和浙江,其他省、市也在推动医疗资源均衡布局方面做出了积极探索。2011 年北京市通过对口支援、土地置换、资源重组、办分院、整体搬迁或合作建设区域医疗中心等方式,继续推进老城区的优质医疗资源向郊区县转移,10 家新建、外迁和办分院的大型医院,包括北京积水潭医院、首都医科大学附属北京口腔医院、北大国际医院、清华大学附属北京清华长庚医院等医院。这些举措有效提升了北京市的区域医疗服务能力,推动了城乡医疗资源的均衡发展。这些探索不仅促进了医院多院区模式的发展,也为中国医疗体系的深化改革提供了重要的经验和实践支持,为医疗资源的优化配置和可持续发展打下了坚实基础。

四、快速扩张阶段(2013 年至 2020 年)

自 2013 年以来,随着我国经济水平的快速发展、居民健康需求的日益增加以及国家深化医疗体制改革政策的引导,分级诊疗制度逐步推进,医疗联合体和公立医院托管等模式在全国快速发展,成为优化医疗资源布局的重要举措。以大庆油田总医院集团为例,该集团以大庆油田总医院为核心,整合了大庆龙南医院、9 家成员医院、1 家成员企业(康达服务总公司)和大庆医学高等专科学校(原大庆卫生学校),形成了覆盖广泛的医疗服务网络。其中 9 个成员医院下辖 5 所一级医院和 13 个社区卫生服务中心;职工医学院设有 2 个研究所(优生遗传研究所、特殊病原研究所)和 1 个司法鉴定中心,共计 26 家"子医院"。通过资源整合与医疗服务的一体化管理,该集团实现了医疗、预防、康复和保健等多方面的综合服务,不仅推动了区域医疗服务质量的提升,还显著提高了整体医疗资源的利用效率。

北京友谊医院、北京中医医院分别同通州区、顺义区政府签订了为期 15 年的托管合同,将优质医疗资源"嫁接"至郊区县的通州新华医院、顺义区中医医院,被托管后挂牌"北京友谊医院新华医院""北京中医医院顺义医院"。通过这一新型"管办分开"模式,虽然医院所有权仍归当地政府,但经营权和人、财、物的全面管理权则由大医院掌握,形成了决策、执行和监督相互分工的法人治理结构。此举旨在充分发挥三级医院的技术优势和管理经验,以点带面辐射医疗卫生服务体系全局,推动优质医疗资源下沉,促进区域医疗服务的均衡发展。

从"十三五"开始,国家围绕影响人民健康的长期性、全局性问题,结合新兴技术领域需求,支持建设了若干综合类和专科类国家医学中心和国家区域医疗中心,并通过"委省共建"等形式从中央和地方对中心建设给予大量政策支持和资金投入。国家卫生计生委关于印发《"十三五"国家医学中心及国家区域医疗中心设置规划》(国卫医发〔2017〕3号)中明确提出,中心应在医疗、教学、研究、预防和管理五大领域承担核心职能,面向国家和区域两个层面,重点推进疑难危重症诊疗能力建设、医学高层次人才培养、基础与临床研究成果转化、重大公共卫生问题应对、高水平医院管理创新及深化医改任务落实,发挥引领、辐射和带动作用。

从实践层面来看,国家医学中心和国家区域医疗中心通过医疗联合体建设、对口支援、开展远程医疗等方式,发挥辐射引领作用,为推动优质医疗资源均衡布局,提高医疗服务质量和效率,减轻患者就医负担,完善优质高效医疗卫生服务体系建设做出了一定贡献。以国家心血管病中心与河南省人民政府共建的阜外华中心血管病医院为例,作为"委省共建"区域医疗中心的典型代表,借助国家心血管病中心的管理、技术与品牌等优质资源的全方位辐射,在医疗技术、科研平台、医教协同、疾病防治以及现代医院管理制度建设等方面快速发展。国家儿童医学中心则通过组建儿科联盟、医疗联合体、区域协作网等多种创新合作模式,推动国家儿科服务体系不断优化,实现服务水平有效提升。通过北京儿童医院对河南省儿童医院的帮扶带动,2020年河南省居民前往北京儿童医院就诊的数量较2016年下降63.1%。

尽管紧密型医疗联合体、托管和协作等模式在优化医疗卫生资源布局、提高服务水平发挥了积极作用,但在实践过程中也暴露出协调管理机制不健全、模式不完善、资源整合难度大、运行效率不高等问题。为应对这些挑战,多地相继出台医疗卫生服务体系发展规划,并对公立医院的扩张做出了限制。例如,河北省规定"十三五"期间在二环以内禁止新建综合医院;北京则明确五环以内禁止新建综合性医疗机构,并严禁现有医疗机构未经审批擅自增加床位。2014年原国家卫计委发布的《关于控制公立医院规模过快扩张的紧急通知》要求严格控制公立医院规模。虽然"叫停"通知法律效力有限,但这是近年来国家卫生行政部门首次以"紧急通知"的形式,明确要求各地严控公立医院扩张。该通知明确提出,在《全国医疗卫生服务体系规划纲要(2015—2020年)》正式出台前,各地要暂停审批公立医院新增床位;已经审批的项目,要严格按照批复规模建设,严禁擅自增加床位或扩大建设规模。这些政策的出台,使得多院区模式的发展面临一定的挑战和压力。

2016年,原国家卫计委发布《医疗机构设置规划指导原则(2016—2020年)》(国卫医发〔2016〕38号),进一步强调了各地要严格调控公立医院的总体规模和单体规模,规范引导社会力量建设医疗机构,从源头上遏制公立医院盲目设立分院和无序扩张趋势。政策的限制有助于防止公立医院盲目扩张,促进医疗资源的合理配置;但同时也对医院的管理能力和资源整合效率提出了更高要求。

进入"十四五"时期,国家层面对优质医疗资源扩容与区域均衡布局的重视进一步提升。2020年10月,党的十九届五中全会指出"要加快优质医疗资源扩容和区域均衡布局",被视为是多院区模式发展的政策指引。同年,《国务院办公厅关于印发深化医药卫生体制改革2020年下半年重点工作任务的通知》(国办发〔2020〕25号)进一步明确提出制定推进公立医院高质量发展的政策文件,为医院多院区规范化建设和高质量发展提供制度保障与政策支撑。在此政策导向下,我国公立医院"多院区"发展逐步由初期探索迈向系统规范阶段,建设重心逐渐从数量扩张向质量提升、资源整合、运行协同转变,标志着我国医疗服务体系正朝着更加均衡、高效、可持续的方向发展。

五、逐步规范发展阶段(2021年至今)

2021年2月,中央全面深化改革委员会第十八次会议审议通过《关于推动公立医院高质量发展的意见》,明确提出要推动优质医疗资源扩容和区域均衡布局。这一政策升级标志着多院区发展模式从地方实践正式上升为国家战略。政策的升级并非空中楼阁,而是在现实实践基础上的总结提炼——在2020年新冠疫情防控中,华中科技大学同济医学院附属同济医院光谷院区和协和医院车谷院区(原西院)等新建院区通过48小时紧急改造,快速功能转换为传染病救治定点医院,其多院区资源调配能力成功保障了重症救治床位扩容3000余张。这种"平战结合"的实战检验,不仅验证了多院区模式在提升应急救治能力方面的突出优势,更为后续政策制定提供了关键性实证依据,推动形成了以高质量发展为导向、以资源优化配置为核心的多院区建设新范式。

自2021年起,我国公立医院多院区建设步入系统化、规范化发展阶段。《国务院办公厅关于推动公立医院高质量发展的意见》(2021年5月)首次从国家层面明确"支持部分实力强的公立医院在控制单体规模的基础上,适度建设发展多院区"。国家发展改革委等四部门联合出台《"十四五"优质高效医疗卫生服务体系建设实施方案》(发改社会〔2021〕893号),通过"区域均衡布局"与"重大疫情功能转换"等措施,构建起多院区建设的双轮驱动机制——既着力于破解医疗资源区域供需矛盾,又强调增强突发公共卫生事件下的系统应对能力。值得一提的是,政策体系在强化顶层设计的同时,也充分回应了医疗机构拓展服务覆盖半径、优化资源配置结构、缓解运营压力等内生发展需求,推动形成中央引导与基层实践良性互动的新格局,为我国公立医院多院区发展提供了制度保障和现实路径。

随着政策框架的逐步完善,2022年成为推动多院区规范管理的关键突破年。国家卫生健康委员会(简称卫健委)通过《医疗机构设置规划指导原则(2021—2025年)》(国卫医发〔2022〕3号),首次明确定义"公立医院分院区"概念,从设置条件、命名规则到审批流程建立全链条规范体系。同年《国家卫生健康委关于规范公立医院分院区管理的通知》(国卫医发〔2022〕7号)及《有序扩大国家区域医疗中心建设工作方案》(发改社会

〔2022〕527号），将管理维度从单体医院延伸至跨省域医疗合作，通过"人、财、物一体化管理""同质化服务标准"等机制创新，推动形成阜外华中心血管病医院、四川大学华西厦门医院等30余个医疗集团或国家区域医疗中心，标志着多院区发展迈入集约化、专业化的新阶段。同年12月《国家卫生健康委属（管）医院分院区建设管理办法（试行）》（国卫办规划发〔2022〕15号）出台，政策重心从"鼓励建设"转向"精细管控"，初步构建起覆盖委属、委管医院与地方医院的分级管理体系。

针对多院区快速扩张中暴露的潜在风险，2023年政策导向进一步向提质增效深化。财政部等四部门联合出台《关于进一步加强公立医院内部控制建设的指导意见》（财会〔2023〕31号）设置刚性约束：强调要加强基本建设项目管理，严禁公立医院举债建设和超标准装修，规范基本建设项目的全过程管理。同时，意见特别指出，要严格管控多院区建设，禁止未经审批的先行建设行为，坚决避免无序扩张，从财政源头确保公立医院多院区建设在遵循合法合规程序的前提下进行。

在外部政策引导与内部发展动力的双重作用下，多院区模式日益成为缓解医疗资源集中、提升服务可及性的重要路径。通过建设分院区，公立医院不仅能够扩大优质医疗资源的覆盖范围，还能通过集团化运营提升资源共享与效率整合，推动区域整体医疗服务能力跃升，尤其在大型城市及其周边地区，分院区建设能够有效缓解核心院区的医疗服务压力，提升群众就医体验和医疗服务公平性。

当前，随着"健康中国"战略和国家医疗卫生事业区域均衡化战略的深入推进，公立医院多院区建设已从量变迈向质变的新阶段。多院区建设逐步实现由模式探索向规范化、制度化转变，不仅为优质医疗资源全国统筹提供可行路径，也为高水平医疗集团建设和高质量医疗服务体系构建奠定了坚实基础。

公立医院多院区协同发展是党和政府积极回应人民群众对高品质医疗服务需求的重要战略部署，也是新时代深化医改的关键实践路径。多院区集团化运营体系不仅推动实现优质资源扩容下沉与高效配置，更通过同质化管理全面提升医疗服务能级与公共卫生体系韧性，有效促进区域医疗资源均衡布局。随着分级诊疗制度的不断深化与数字化转型的纵深推进，多院区协同发展模式将持续释放改革效能，在构建优质高效医疗服务体系、推进全民健康覆盖进程中发挥核心支撑作用。我国公立医院多院区建设相关政策文件见表1-1。

表1-1　我国公立医院多院区建设相关政策文件

时间	名称	发文号
2021	国务院办公厅关于推动公立医院高质量发展的意见	国办发〔2021〕18号
2021	"十四五"优质高效医疗卫生服务体系建设实施方案	发改社会〔2021〕893号
2022	国家卫生健康委关于印发医疗机构设置规划指导原则（2021—2025年）的通知	国卫医发〔2022〕3号

续表1-1

时间	名称	发文号
2022	国家卫生健康委关于规范公立医院分院区管理的通知	国卫医发〔2022〕7号
2022	国家卫生健康委办公厅关于印发委属（管）医院分院区建设管理办法（试行）的通知	国卫办规划发〔2022〕15号
2022	有序扩大国家区域医疗中心建设工作方案的通知	发改社会〔2022〕527号
2023	关于进一步加强公立医院内部控制建设的指导意见	财会〔2023〕31号

第二节　医院多院区内涵

一、多院区概念的提出

多院区模式，又称公立医院分院区，是指公立医院在不同地理位置设立分院区，并对各院区的人员、资源和设施进行统一管理的医疗模式。根据《医疗机构设置规划指导原则（2021—2025）》，公立医院分院区的定义为"通过新设或并购等方式设立的、具有一定床位规模的非独立法人机构，并在运营、资源等方面与主院区进行一体化管理的医院或医疗单位"。分院区与主院区在人员、资金、资源等方面保持统一，法定代表人、医疗机构登记号、经营性质、医疗机构类别和所有制形式均与主院区一致。主院区负责统筹规划、资源调配和学科建设，发挥核心领导作用；分院区则依托主院区的品牌和优质资源，结合区域特点发展特色学科，提供差异化和同质化兼备的医疗服务。

多院区模式的制度逻辑是把分院区办成优质医疗资源向薄弱地区均衡布局的示范窗口，通过主院区与分院区的标准化建设与一体化管理，实现院区"同质化-协同化-可持续化"发展，促进医疗质量同质提升、运营效益协同增长、服务能力持续迭代，从而更好地优化医疗资源优化配置，促进区域医疗服务的均衡发展。多院区模式推动了医院由单体扩张向体系重构的转变、由资源叠加向能级跃迁的转变、由服务延伸向价值共创的转变，通过提高资源配置效能、区域均衡水平和群众健康获得感，系统推进医疗服务供给侧结构性改革。需要明确的是，根据《医疗机构设置规划指导原则（2021—2025年）》政策界定，公立医院所设立的基层医疗服务延伸点、门诊部、健康体检中心（无床位设置）等，以及医联体、医院托管、合作举办、协议合作、对口支援等合作医疗机构，均不属于分院区的范畴。

二、多院区的命名原则

医疗机构的命名事关群众看病就医的知情权、选择权和健康权益。公立医院分院区命名应当规范,不能引发歧义或者误导患者。《国家卫生健康委关于规范公立医院分院区管理的通知》对分院区命名提出了明确要求,应由主院区的第一名称、识别名称和通用名称依次组成,并明确体现分院区与主院区之间的业务关系,符合医疗机构命名的相关要求。具体而言,分院区的通用名称应为"院区"或"分院",表明其作为主院区的一部分,提供相似的医疗服务;识别名称可包括地名、方位名、顺序名或其他具有内在逻辑关系的名称,以便清晰区分不同分院区的地理位置或顺序;分院区的正式登记名称应为"主院区名称+识别名+院区/分院"。

除符合条件的分院区和国家层面推动下的区域医疗中心建设项目外,其他形式的合作模式,如医联体、医院托管、对口支援等,不得以"某某医院+识别名+院区/分院/医院"的方式命名。这一规定明确了多院区与医联体、医院托管、医疗集团、对口支援等模式的本质区别。通过规范命名,能够有效区分公立医院的分院区与其他合作形式,从而为群众提供更明确的就医选择,有助于提高医疗服务的透明度与群众对医疗机构的信任感。

三、多院区的主要特征

从法律角度上,多院区模式是一个法人实体拥有并管理多个运行院区,分院区属于非独立法人,其人、财、物等资源全部归主院区所有。分院区并没有独立的权利和义务,而是由同一法人实体统一承担和行使,所有院区的法律责任也均由该法人实体承担。根据《国家卫生健康委关于规范公立医院分院区管理的通知》,在医院的监督管理过程中,各院区作为统一整体进行评审评价、审核校验和绩效考核。

从组织架构上,多院区模式强调核心医院的多点布局,即由一所高水平综合医院为中心,向不同区域乃至其他城市拓展医疗网络。不同院区可能拥有不同的专科设置,但是都与主院区为同样的等次和级别,在分级诊疗中的定位相同。尽管不同院区在专科设置上可能有所侧重,但整体遵循同质化管理原则,确保医疗质量、服务标准和管理体系的一致性。同时多院区同质化管理亦应突出差异性、协同性、统一性等特征。

四、多院区的常见类型

1.根据组建方式分类

多院区一般可分为密切型、松散型、混合型三种类型。①密切型多院区以核心院区为依托,通过新建、改扩建或迁址等方式扩大服务范围,实行统一的人、财、物管理,提供高度同质化的医疗服务。②松散型多院区通过托管、共建或合营等方式发展,各院区通常具有独立法人主体,人、财和绩效考核相对独立,从现行政策界定下此类型院区并不符合多院区界定,但在实践中仍被广泛视为多院区医院的一种形式。③混合型多院区是近年来快速发展的模式,特别是在新冠疫情及国家政策导向下增速明显,此类型院区既包括由同一法人管理的密切型分院,也包含独立法人运营的松散型分院,还涉及公立医院与政府合作[public-private partnership,(PPP)模式]共建的新型院区。

2. 根据行政区域分类

多院区可分为同区域和跨区域两种类别。①同区域模式指核心院区与分院区设立在同一地级行政区域内。②跨区域模式则指医院在市外甚至省外设立分院。近年来,随着国家区域医疗中心建设的推进,跨省设立分院区的案例逐渐增多,例如复旦大学附属中山医院厦门医院,其主体位于上海市,而分院区设立在福建省。

3. 根据内部机构设置模式分类

多院区可分为大部制和派出制两种类型。①大部制模式是指分院区实行精简化管理,通过整合多个职能科室,设立综合性管理部门,以减少管理层级、优化人力资源配置、提升管理效率。②派出制模式则指分院区的职能科室作为核心院区的派出机构,纳入统一管理体系,关键资源由核心院区直接调配。如华西医院温江院区,医疗人力资源由本部派出(隶属于院本部医院运营管理部),预算、绩效等统一核算,一体化管理。

4. 根据建设主体和资产归属分类

多院区可分为全资分院和合作分院。①全资分院是指作为独立院区,其人、财、物等资源由核心院区整体接收、统一管理,包含财务资产、建设发展、运营管理等,产权归核心医院所有。②合作分院一般由合作医院或其主管部门共同开办,核心院区投入货币资产、房屋、设备等固定资产或技术团队等无形资产。合作期间,核心医院与合作方签订协议,明确双方责任义务及资产归属、运营成果分享方式等,核心医院获得收益或缴纳费用。

五、分院区的设置条件

《医疗机构设置规划指导原则(2021—2025 年)》指出,公立医院应根据本地区的经济社会发展水平、医疗资源布局及群众健康需求,合理规划医疗资源,支持实力较强的公立医院适度发展分院区。通过引导优质医疗资源向医疗服务能力薄弱、群众医疗需求较大的地区有效拓展和布局,增强医疗服务的覆盖率和可及性,推动区域医疗服务体系均衡发展,发挥集约化优势,提升医疗服务体系整体的能力与绩效。

申请设立分院区的公立医院原则上应当满足以下条件:三级甲等公立医院,病床使用率需持续超过90% 高位运行,平均住院日处于全国同类别医院前10% (以平均住院日短为优),住院病人疑难程度[用病例组合指数(case-mix index,CMI)衡量]排名为所在省份同类别医院的前10%,现有院区绩效考核等级连续三年 A+级以上(专科医院 A 级以上),近三年未发生重大医疗安全事件和严重行风问题。符合这些条件的公立医院,在严格落实分级诊疗有关要求,通过医联体建设、双向转诊、日间手术等措施,进一步提升服务效率的基础上,仍难以满足群众就医需求时,方可考虑在加强人才储备的前提下发展多院区。然而,对于不满足这些条件的医院,《医疗机构设置规划指导原则(2021—2025 年)》建议应优先加强内涵建设,提升医疗质量和效率,在不增加床位的情况下优化患者就医环境和条件。

对于医院如何判断自身是否适合建设分院区,《医疗机构设置规划指导原则(2021—2025 年)》在附则中提供了医院建设发展阶段测算模型,并以床位需求系数(R)作为核心参考指标来评估建设的适宜性。该模型旨在帮助医院根据其诊疗效率和病床流转率等因素,结合自身主院区的运行能力,自行进行评估。通过测算,医院能够充分了解现有资源的承载能力,并根据实际情况判断是否有必要开展分院区建设。

(1)当 $R \leq 1$,说明该院以收治本地市患者为主,且医疗服务效率有较大提升空间,暂不适宜建设分院区。

(2)当 $1 < R < 1.3$,说明该医院现有床位数基本满足患者就医需求,其发展重点应该放在优化服务流程,提升服务效率。此时可以视情进行人才储备,也暂不适合发展分院区。

(3)当 $R \geq 1.3$,说明该医院收治大量外埠患者,具有明显区域辐射能力,现有床位数难以满足患者就医需求,可以在人才储备充裕的基础上,视自身和当地情况发展分院区。

《国家卫生健康委关于规范公立医院分院区管理的通知》进一步明确了分院区的设置审批要求。设置分院区必须符合区域医疗机构设置规划,并充分征求相关主管部门意见,做好资产、人员等方面的前期论证。在审批权限方面,省域内设置的分院区,由省级卫生健康行政部门依据《医疗机构管理条例》及其实施细则进行审批。审批过程中,省级卫生健康部门需统筹考虑省内医疗资源的整体情况,特别是对于跨地市设置分院的审批,要能够实现更好的资源统筹与协调,推动资源合理布局,确保大型公立医院的优质医疗资源能够辐射并带动周边地区的发展,防止部分地区或医院因条件不具备而进行不合理扩张。

对于需要跨省设置分院区的国家区域医疗中心等特定项目,主院区与分院区所在的省级卫生健康行政部门应进行充分协调,明确合作协议中关于审批、登记、校验、监管等职责的划分,并将协议报国家卫生健康委员会备案。委属(管)医院设立分院区时,必须遵循国家卫生健康委的相关要求,严禁未经过审批的建设,坚决杜绝无序扩张。主院区与分院区还可以共同作为互联网医院的依托单位,但分院区不得单独作为互联网医院依托单位,确保互联网医疗资源的合理使用与监管。

《国家卫生健康委关于规范公立医院分院区管理的通知》还首次明确了分院区的"单独副本登记管理"要求,即主院区和分院区需要分别进行"医疗机构执业许可证"的登记,并对分院区的医疗机构名称、地址、床位数量、服务方式等进行单独核定。这一规定有助于提升管理的精细化水平,确保分院区的诊疗行为符合登记的执业范围。同时,分院区开展的诊疗行为应当严格与其登记的执业范围和诊疗科目相符合,确保医疗服务的规范性和专业性。卫生专业技术人员若同时在主院区和分院区执业,其职称、执业范围和技术水平应符合主院区所属医院的级别和类别的基本标准,以确保不同院区之间的医疗质量一致性。在省内设置分院区时,卫生专业技术人员的执业注册统一在主院区进行,无须办理变更注册或多机构备案手续。这一安排有助于院区间人力资源的统筹调配和一体化管理,提升医院的整体服务能力。

《国家卫生健康委关于规范公立医院分院区管理的通知》首次明确了分院区与主院

区在临床技术应用方面实行"同步"管理。具体要求如下:一是要求建立分院区与主院区同步的医疗技术临床应用管理和手术分级管理制度,确保两者在技术应用和操作流程上的一致性,避免因分院区和主院区在技术管理上的差异导致医疗服务质量的不稳定。二是明确规定在主院区已获得相应医疗技术资质的医师,可在分院区开展相应的医疗技术,包括经备案的限制类医疗技术,前提是分院区具备相应的场地、设施和设备等硬件条件。三是对于部分需要准入管理的医疗技术,要求分院区实行单独准入管理,同时优化审核准入流程,简化申报和审批程序。这一措施有助于提高医疗技术资源的配置效率,并为优质医疗资源扩容提供技术保障。

同时,《国家卫生健康委关于规范公立医院分院区管理的通知》还明确了分院区与主院区在医疗质量同质化管理方面的要求。具体内容包括:一是要求建立并落实分院区与主院区统一的医疗质量管理制度,制定和执行一致的临床诊疗规范和标准,从制度上保证医疗质量的同质化,确保患者无论在主院区还是分院区就诊,都能获得一致的治疗水平。二是强化不同院区的医疗质量监测、评估和持续改进机制,持续推动医疗质量的提升,通过定期的评估和反馈,确保医疗服务始终处于高质量水平。三是逐步完善医疗风险预警和处置机制,实施统一的医疗风险控制措施,加强对潜在医疗风险的预防和应对,进一步提高医疗安全管理水平,保障患者安全。

六、分院区的规模限制

在区域医疗卫生服务体系和医疗机构设置规划的框架下,结合当地经济社会发展和群众就医需求等实际情况,分院区的开设应优先考虑医疗资源相对薄弱、医疗需求较大的地区,以避免资源的重复建设和浪费,从而缩小地区间的医疗差异,满足群众就近享有高水平医疗服务的需求。《医疗机构设置规划指导原则》充分考虑了医院主体资格及其运营状况,对适合实施多院区模式的公立医院进行了明确规定,同时也对分院区的规模进行了限制,防止盲目扩张或资源分散,确保优质医疗资源的有效利用和医疗质量的稳定。

《医疗机构设置规划指导原则(2021—2025)》明确规定,原则上,到 2025 年末,符合条件的公立医院举办分院区的数量不得超过 3 个。新增的每个分院区的床位数量应不低于二级医院的最低要求,并且不超过《医疗机构设置规划指导原则(2021—2025)》确定的同级综合医院床位上限。各分院区的总床位数不超过 2020 年末主院区编制床位数的 80%。而承担北京医疗卫生非首都功能疏解任务的项目单位可以根据实际情况调整。对于设置与主院区同类别的分院区,卫生专业技术人员数量与床位数量比例应符合主院区所属级别类别医院的基本标准;对于综合医院设置的专科型分院区,其设置比例应符合相应三级专科医院的基本标准。这一规定旨在确保分院区的发展不会过度摊薄、稀释优质医疗资源,从而保障医疗服务质量。

《医疗机构设置规划指导原则(2021—2025)》的出台背景包括国民经济和社会发展第十四个五年规划及 2035 年远景目标纲要、《"十四五"优质高效医疗卫生服务体系建设实施方案》等政策要求,目的是在政府宏观调控下,通过市场资源配置优化,推动医疗卫生资源的合理分配,补齐短板,转变模式,提升效能,推动城乡医疗服务体系的协调发展,从而增强整体医疗服务能力,并有效提升服务的公平性和可及性。通过制定统一的方向和执行标准,《医疗机构设置规划指导原则(2021—2025)》为大型公立医院推行多院区提供了明确的政策依据和操作框架。

第二章 | 医院多院区现状

第一节 多院区建设的机遇与挑战

党的十八大以来,公立医院"基本面"发生了深刻变化——资源总量和服务数量快速增加,技术水平和质量安全显著提升,在基本医疗服务提供、危急疑难重症诊疗、突发事件医疗处置和紧急救援、引领国家医学发展等方面发挥了骨干作用。党的二十大明确提出"深化以公益性为导向的公立医院改革",切实推动公立医院改革与高质量发展。人民群众日益增长的医疗卫生服务需求不仅使他们关注医疗服务的"公平、可及",更加关注"质量、水平",大型公立医院的多院区建设是行业发展的趋势,也是我国构建合理有序的分级诊疗格局,实现整体医疗资源配置,进一步缓解群众"看病难"问题的必然选择。通过科学规划与高效实施多院区战略,医院能够深度整合现有医疗资源,优化配置结构,从而全面提升医疗服务能力与整体运营水平,更好地满足群众多层次、多元化的健康需求。

一、多院区建设的机遇

多院区建设和发展的推动力量涉及卫生政策与区域卫生规划导向、人口分布结构变化与医疗需求特征、医院规模化发展与医疗资源整合等多个层面,政府规划提供政策指引,患者需求构成发展基础,而医院自身发展则是核心驱动力。

(一)卫生政策与区域卫生规划导向推动多院区建设

近年来,政府通过一系列政策措施引导优质医疗资源下沉,推动医疗资源的合理分配。2021年2月,中央全面深化改革委员会第十八次会议强调,要推动公立医院高质量发展,加快优质医疗资源扩容和区域均衡布局,为提供优质高效的医疗卫生服务、防范和化解重大疫情及突发公共卫生风险、建设健康中国提供有力支撑。发展多院区作为促进优质医疗资源扩容的重要举措,已成为公立医院高质量发展的重要实施路径。随后,国家陆续出台相关政策,进一步规范、引导公立医院分院区发展与管理。随着国家医疗卫生事业区域均衡化发展战略的不断深入推进,公立医院多院区已进入从量的积累到质的提升的发展阶段。

　　加强公共卫生防控与救治能力建设,提升公共卫生应急能力也是多院区建设的重要目标之一。政策强调医院应建立灵活且具有弹性的多院区网络结构,以分担重大公共卫生事件中的救治压力。新冠疫情暴发后,基于"平战结合"原则,公立医院多院区模式在危重患者救治方面发挥了兜底作用,成为国家出台"多院区"政策的重要推动因素。2021年5月,国务院办公厅发布的《国务院办公厅关于推动公立医院高质量发展的意见》首次明确提出,支持部分综合实力强的公立医院在控制单体规模的基础上,适度建设发展多院区,以便在重大疫情发生时迅速转换功能,提高医疗资源的应急响应能力。在政策激励下,各地陆续开展分院区发展的理论探索和实践,推动多院区模式向更加规范化、科学化的方向发展。

　　基本医疗保险制度的完善和覆盖面的扩大也间接推动了公立医院多院区的发展。为解决群众"看病难、看病贵、缺乏医疗保障"的现实问题,我国实施了新医改,通过医疗救助、基本医疗保险、补充医疗保险,构建了覆盖全人群的医疗保障体系,并大力扶持新型农村合作医疗和城镇居民基本医疗保险,极大地提高了群众的医疗费用支付能力。随着居民收入水平不断提高,医疗服务需求大幅增长,而基层医疗卫生机构发展不平衡,基层首诊、双向转诊的分级诊疗模式仍在不断完善,群众就医仍然倾向于大型综合性公立医院,导致部分中小型医疗机构门诊量较低,公立医院单一院区难以满足快速增长的医疗需求,因此,扩张院区、增加床位成为缓解优质医疗资源供需矛盾的重要方式。

　　区域卫生规划从整体布局和资源优化的角度,进一步影响医院多院区建设。卫生规划通常基于当地人口特征、疾病谱及健康需求制定,要求医疗机构在多院区建设时紧密对接区域实际需求。例如,在老龄化程度较高的地区,区域卫生规划优先考虑康复医疗和慢性病管理的分院区建设,以满足老年群体的医疗需求。通过这种方式,多院区模式不仅能弥补区域医疗资源的短板,还能在功能上与核心院区形成互补。同时,区域卫生规划强调医疗服务网络的整体协同,要求多院区与其他医疗机构之间建立高效的协作机制,如双向转诊和信息共享。这种规划导向确保了多院区模式能够融入区域医疗体系,进一步提升整体医疗服务能力。

　　根据《"十四五"优质高效医疗卫生服务体系建设实施方案》等政策文件,政府政策与区域卫生规划之间具有显著的协同效应,共同推动多院区建设。通过财政投入、人才政策、医保支付等政策工具与区域规划的有机结合,一方面,政策提供了明确的支持方向和资源保障,另一方面,区域卫生规划为多院区的布局和功能定位提供了具体指导,二者的结合有效促进了优质医疗资源的均衡布局。通过远程会诊系统、电子病历共享平台等信息化建设,政策与规划共同推动多院区资源的共享与整合,实现患者数据和医疗资源的无缝对接,显著提升医疗服务的覆盖面和质量。

(二)人口结构变化与医疗服务需求推动多院区建设

　　地区的医疗需求是开展多院区建设的核心因素。在城镇化加速推进和人口老龄化不断加深的背景下,合理规划医疗服务规模至关重要。根据地区的发展规划、人口规模、年龄结构、老龄化程度与疾病谱等因素,科学确定医疗服务的供给方向,确保医疗服务需求与多院区建设的定位相匹配。

随着国民经济的持续增长,居民收入水平不断提高,生活方式和疾病谱发生明显变化,慢性病高发且发病趋于年轻化,慢性病健康管理服务体系亟待优化。同时,我国老年人口规模庞大,老龄化速度快,人均预期寿命的延长导致老年群体的患病率和共病率持续上升,卫生健康需求呈现多层次、多元化发展态势,尤其是对高质量、接续性医疗服务的需求快速增长。然而,与这些变化相对应的医疗服务资源仍然存在供需矛盾,部分地区的医疗资源总量和配置水平难以满足实际需求。大型公立医院作为掌握大量优质医疗资源的主体,在优化医疗资源配置、扩大医疗服务覆盖范围方面发挥着越来越重要的作用。

以河南为例,根据 2020 年第七次全国人口普查数据,全国 60 岁及以上老年人口达2.64 亿人,占总人口的 18.70%,其中,65 岁及以上人口为 1.91 亿人,占总人口的13.50%。河南省 60 岁及以上人口为 1796.40 万人,占 18.08%,其中 65 岁及以上人口为1340.19 万人,占 13.49%。按照国际通用标准(一个地区或国家 60 岁及以上人口比重超过 10% 或 65 岁及以上人口比重超过 7% 即进入老龄社会),河南省早在 2000 年便进入老龄社会,并在近十年内老龄化进程加快,与全国整体老龄化水平相当。河南省常住人口约 9936.6 万,人口密度达到了 595.0 人/平方千米,远高于全国平均水平的 147.1 人/平方千米,并在全国 31 个省、自治区、直辖市中排名第 8 位,在中部六省中位列第一。其中,郑州市人口密度更是高达 1678.6 人/平方千米,为全省平均水平的 2.8 倍。这样的人口分布特征决定了医疗资源需求的巨大增长,尤其是郑州市等人口密集地区,迫切需要优化现有医疗资源布局,通过多院区模式拓展服务能力,以满足不断增长的医疗需求。

河南省医疗保障事业的统计数据同样反映了这一趋势。《2023 年河南省医疗保障事业发展统计公报》显示,2023 年全省普通门急诊、门诊慢特病,以及住院异地就医患者达827.21 万人次,其中住院患者 302.87 万人次。全省普通门急诊、门诊慢特病及住院异地就医医疗费用总额为 584.85 亿元,相较于 2022 年的 451.57 亿元,增加了 133.28 亿元,增幅达 29.51%。这一数据表明,医疗服务需求仍在持续快速增长,进一步凸显了医疗资源供给的紧迫性。

新型城镇化的快速推进也进一步加剧了医疗资源的空间性失衡。大量人口涌入城市和中小城镇,使新兴城镇居民对就地、就近享受高水平医疗服务的需求大幅上升。针对人口流动聚集特征和服务需求,应合理统筹规划医疗卫生资源布局,加强人口密集地区及流入区域的医疗基础设施建设,使医疗资源能够有效地跟随人口流动,从而更好地适应城市发展需求。因此,依托公立医院品牌资源,在新城区、远城区和功能区设置新院区,不仅能够填补新兴城镇的医疗卫生资源空白、契合新兴城镇发展规划、有效完善区域公共服务功能,还有利于推进中心城区医疗资源均衡布局。

多院区的建设与区域经济发展、新城建设密不可分,同时,分院区的设立也成为促进地方经济发展的重要组成部分。经济发达地区的多院区医院数量相对较多,发展速度相对更快。例如,2021 年上海市启动"五个新城"建设工程,提出在新城建设过程中加强优质医疗资源布局,每个新城至少设置一家三甲综合医院、一家区域性医疗中心和一家中医医疗机构,以推动优质医疗资源向新城辐射。这一过程中,公立医院根据城市发展需求,设立相应的分院区,成为优化城市医疗服务布局、提升区域医疗水平的重要举措。

地区人口分布及医疗需求的变化,直接影响了医疗资源的配置模式,并成为推动多院区建设的重要驱动力。通过多院区模式的合理布局,能够有效应对人口老龄化、新型城镇化、慢性病高发等带来的医疗资源供需挑战,实现医疗服务的均衡化发展,为群众提供更加优质、高效的医疗保障。

(三)医院规模化发展与医疗资源整合推动多院区建设

医院内部的需求逐渐成为推动多院区建设的内生动力。多院区模式的实施能够有效优化医疗资源配置,通过集中医疗资源,在短期内实现优质医疗资源集聚,提升院区影响力与整体医疗服务效率。

公立医院资源配置效能与其运营效能、服务能级存在强关联性,这一规律在传统单院区架构下面临地理约束与功能承载的双重挑战。城市核心区大型医院通过资源集聚形成的急危重症诊疗优势,受限于"单核辐射"服务模式的地理边界,催生医疗资源"过密化"现象——当患者流量突破院区设计承载阈值时,床位周转迟滞、设备调度冲突、人力负荷失衡等问题持续加剧,进而引发服务响应延迟与患者体验衰减。更突出问题在于功能定位的能级适配失衡:高端医疗资源在应对基础诊疗需求时产生的效率损耗,实质消解了专科化建设的核心价值,形成"技术优势稀释-运营效能递减"的逆向调节机制。为应对这些挑战,通过多院区模式,医院能够根据区域特点和患者需求,灵活配置资源,实现医疗服务能力的最优化。多院区模式不仅提高了资源利用效率,减少了浪费,还显著提升了医疗服务的可及性和整体运营效率。

品牌建设是医院发展战略中的关键要素。通过在不同地理区域建立分院区,多院区模式能够有效扩大医院的市场覆盖,增强品牌效应,提高医院的知名度和患者的认可度。医院品牌的核心价值通常源自患者的信任和市场的认可。通过多院区模式,医院可以将核心院区的品牌效应传递到更多患者群体,扩大影响力。不同地区的患者通过接触和了解医院的服务、技术水平和医疗质量,从而加深对医院的认知与信任。当医院在本地市场建立了强大的品牌效应后,分院区的设立能为当地患者提供同等质量的医疗服务。这样的"统一品牌,分院分流"策略能让医院的品牌覆盖到更广泛的区域,提高患者的认同感。在大城市和高端医疗需求较为强烈的区域,医院通过多个分院区的布局,能够确保更多患者享受到高水平的医疗服务,避免核心院区的患者拥堵,保持服务质量。

公立医院"同城"扩容是近年来多院区建设的主要形式,旨在通过核心医院在同一城市内布局多个院区,缓解患者跨区域就医压力,推动医疗资源均衡分布,尤其是在一线城市和医疗资源紧张的地区,实现优质资源的高效辐射与居民就医的便利化。例如,北京协和医院、北京友谊医院等在通州设立分院,使得北京城市副中心的居民能够就近获得优质医疗服务,避免核心院区过度拥挤。这种资源扩展模式不仅缓解了主院区的压力,也提高了医疗资源的使用效率。"同城"扩容可以将部分专科或特色医疗服务分布到不同院区,例如,北京大学人民医院通州院区重点发展康复医学,而主院区仍然保留综合性医疗功能。这种分工合作的模式不仅提高了医疗服务效率,也避免了医疗资源的重复建设和浪费。

公立医院在布局多院区时,应制定科学合理的战略规划,并结合各院区的实际情况制定适配的发展模式,以实现协同发展。这不仅需要政府、医疗机构、医务人员的多方协作,还需要全面评估地区医疗需求、功能定位、资源配置、管理机制和人力资源等关键因素,通过合理规划和优化管理,多院区建设能够有效提升医疗服务质量,提高患者就医便利性,并增强医院的整体竞争力和应急应对能力。

(四)信息技术蓬勃发展推动多院区建设

随着信息技术的快速发展,医院多院区管理迎来了智能化、高效化的转型升级。AI、区块链、5G、大数据分析等技术的深度应用,正在全方位提升医院的诊疗能力、管理效率和患者体验。随着 DeepSeek 等前沿技术的突破,不仅推动了医疗服务的智能化转型,也为医疗系统的高效运作提供了有力支撑,使医院能够更精准地优化资源配置、提升服务质量。通过统一的信息平台和 AI 驱动的数据分析系统,各院区可以实现数据共享和互联互通。这使得患者在不同院区之间的就诊信息可以实时传递,大大减少了跨院区就诊的障碍,有效提升了医疗服务的连贯性与连续性。

物联网和5G的发展使得远程会诊、远程病理诊断、远程指导等新模式成为可能。医生可以通过视频会诊、AI辅助诊断等方式,为跨院区乃至跨区域的患者提供高质量医疗服务。这一模式不仅拓展了医疗服务的可及性,也提升了医疗资源的利用率。通过集中检查与检验操作,医院能够在不同院区间调配资源,减少设备重复投资,降低运营成本,提高整体诊疗效率。多院区医院的管理复杂度高,传统管理模式难以精准调配资源。借助数字孪生+AI智能分析,医院可以构建全院区运营仿真系统,实现病房调度、设备利用、急诊分流的动态优化。AI驱动的智能供应链管理系统能够自动调整药品和耗材库存,减少浪费,提升运营效率。通过智能化管理,医院可以在各院区间实现业务操作的一体化和标准化,提高整体运营的协调性。

二、多院区建设的挑战

(一)资源配置与整合的挑战

多院区协同治理的核心挑战聚焦于三大制度性瓶颈。其一,人力资源的能级适配困境:主院区专家资源丰富,如何实现主院区优质专家资源在分院区的高效共享,特别是在就诊高峰期保障技术服务的全域覆盖,面临时间协调与技术延展的双重约束;分院区医护人员面临技术能力提升与职业发展通道不畅的双重压力,亟待建立动态化的人才流通机制,通过定向培养、轮岗互嵌等方式缩小院区间专业能级差距,维持医疗服务质量的系统性均衡。其二,物资管理的空间–时间双重失衡难题:在常态化运营中,耗材消耗的周期性波动与院区间需求预测偏差叠加;在应急状态下,跨院区物资调度易受空间阻隔与信息时滞影响,显现出战略储备点布局失准、急救物资流转路径冗余等结构性缺陷,如何构建物联网驱动的智能物资中枢,实现医疗资源的前瞻性配置与跨域性自适应调节,从而解决资源配置困局。其三,服务供给的均衡性困境:空间维度上,医疗资源地理覆盖半径与人口健康需求响应匹配失准;时间维度上,医疗服务的调整速度跟不上疾病类型和流行趋势的变化,特别是面对季节性或突发性疾病时,资源调配容易出现滞后情况;质量维度上,院区间诊疗场景的异质性难以实现诊疗技术标准同质化,亟须创新跨院区的协同管理体系,建立统一的管理流程和信息共享平台,是优化资源调配和提升效率的核心。

(二)管理结构与协同机制的挑战

多院区建设需要全新的管理模式与机制。在管理结构和协同机制上,如何突破传统模式的限制,实现院区间的高效协同和统筹,是医院管理的核心挑战之一。随着院区数量的增加,医院的管理层级可能随之增多,如何在保持决策高效性和灵活性的同时避免因层级过多导致的信息传递延迟和执行力不足,是管理者需要深入思考的问题。

多院区管理面临战略协同与运营整合的双重制度性割裂:在战略维度,属地化运营惯性导致院区间目标离散与资源错配,亟须构建协同治理框架以破除重复建设困局;在运营维度,院区间诊疗场景、服务流程的异质性导致难以实现标准化、同质化管理,需依托数字治理体系实现"标准输出–过程追溯"的闭环质控,通过诊疗路径动态校准确保跨院区服务同质化。

(三)信息化与数据管理的挑战

在多院区的建设过程中,信息化系统的整合与互联互通是一个复杂难题。如何打破信息孤岛,实现院区间的数据共享和协同管理,直接影响医院整体服务的效率和质量。不同院区使用的管理系统可能存在差异,将这些系统整合成统一的平台,不仅仅是技术层面的挑战,还涉及数据标准化、系统维护和更新等多方面问题。跨院区的医疗数据需要符合国家相关法律法规,确保患者的信息得到充分保护。在多院区之间共享信息的同时保证数据的安全性和患者隐私,是医院在信息化建设中的重要问题。随着"互联网+医疗"的推进,远程会诊、远程监控等技术逐渐被应用到多院区管理中。通过智能化手段提升院区间的协同效率,尤其是在跨院区诊疗、会诊等环节,实现信息和资源的快速流转,是当前医院面临的技术难题。

（四）多元办医格局竞争的挑战

近年来，随着国家政策的推动，民营和外资医疗机构在我国的崛起对公立医院传统模式和管理带来了深刻的挑战。国家鼓励优质民营资本进入医疗市场，同时支持医师多点执业与医生集团，创新医务人员使用、流动与服务提供模式。这些变化使得公立医院面临前所未有的压力，尤其是在医疗资源的竞争、人员流动和服务优化方面。

首先，民营医院凭借其灵活性和创新能力，吸引了大量优质医务人员，特别是在多点执业和医生集团政策的推动下，医务人员流动性大幅增加，造成了公立医院的人力资源流失。这种现象加剧了医疗人才市场的竞争，公立医院不得不面对如何留住核心医师队伍的挑战。

其次，民营医院和外资医疗机构的优质服务和患者体验优化，使其逐步成为部分中高端患者的首选。灵活的运营机制、先进的管理理念以及温馨的服务态度，使得民营医院在患者心中的吸引力日益增强。这不仅分流了公立医院的患者资源，还对公立医院的传统优势构成了挑战。医疗机构间的竞争已经不仅仅局限于医疗技术的高低，更涉及综合实力和经营理念的较量。

在此背景下，公立医院多院区不仅要解决资源和患者的竞争问题，还需要在管理和服务的优化上进行突破。公立医院如果不能通过改革体制机制、创新发展模式和提升服务质量，则难以在日益多元化的医疗市场中保持竞争力。因此，公立医院在未来的发展中，必须加强医疗资源的整合与优化，提升整体服务水平，并不断创新管理模式，以实现优质医疗资源的均衡化和可持续发展。

（五）医保制度改革带来的挑战

医保制度改革对多院区管理的影响主要体现在医保基金流向的变化、政策适配的复杂性以及监管难度的增加等方面。随着按疾病诊断相关分组（Diagnosis Related Groups，DRG）/按病种分值付费（Diagnosis-Intervention Packet，DIP）支付方式的推广，医保基金使用模式发生深刻变化，部分地区出现就诊人次和住院率上升的趋势，促使医疗机构在患者筛选和服务供给上由"来者不拒"向"挑轻推重"转变。这一变化可能导致住院成本向门诊转移、医保费用向自费转嫁，从而影响医疗资源配置的公平性和合理性。异地就医直接结算的推进延长了医保管理服务链条，增加了医保基金的监管复杂性，而门诊统筹的全面实施进一步加剧了监管压力，使得医保控制费用与医疗质量保障之间的平衡面临挑战。

在多院区管理层面，医保政策的区域性差异进一步加剧了整合难度。不同院区间医保结算标准、报销流程及服务项目的不一致性，使得统一管理体系难以构建。跨区域、跨等级的医保整合在实践中尚缺乏成熟经验，涉及复杂的审批流程和政策适配问题，增加了管理的不确定性，进而影响院区间的协同运营。医保支付方式改革所引发的医疗服务模式调整，使得不同院区在医保费用分配、管理效率提升及医保基金合理使用等方面面临新的挑战。因此,在多院区背景下,如何优化医保政策适配性、加强监管机制建设,并在控制费用与医疗服务质量保障之间寻求平衡,成为当前医疗机构管理亟待解决的重要议题。

第二节 多院区的建设路径

在人口老龄化加剧的背景下,医疗需求持续增长、疾病谱系变迁及公共卫生挑战加剧,多院区模式已成为优化医疗资源配置、提升服务效能的关键策略。通过整合专科优势、重组存量资源、统筹区域布局及强化应急功能四大路径,医院可实现资源效能最大化与服务体系韧性提升。

一、整合发展资源,集中专科优势

专科扩容型分院区建设的核心目的是应对疾病谱的变化,特别是在慢性病、重大疾病和人口老龄化加剧的背景下,医院需要提供更加专业化、精准化的医疗服务。随着疾病负担的不断上升,部分专科诊疗需求迅速增长,如肿瘤、心血管疾病、糖尿病等领域,医院通过扩展专科院区,可以集中资源建设高水平专科中心,以更高效的方式满足患者需求。

肿瘤科的发展是专科扩容型模式的典型例子。我国恶性肿瘤的发病率和死亡率持续上升,尤其是肺癌、胃肠癌等高发癌症,肿瘤科的发展需求也随之急剧增加。一些医院在主院区之外建设专门的肿瘤中心,以弥补核心院区床位不足、技术落后等问题。这些新建的肿瘤中心不仅提供放疗、化疗等传统治疗手段,还配备了现代化的早期筛查、精准诊疗和综合治疗设施,以满足日益增长的肿瘤患者需求。通过提供多学科协作和一站式的服务,不仅能显著提高治疗效果,还能减少患者在治疗过程中的转诊和等待时间。因此专科扩容型院区选址通常靠近主院区,以便进行多学科合作。这种布局不仅能提高治疗效率,还能优化资源配置。

国内一些顶级医院已经成功实施了专科扩容型分院区建设。例如,北京协和医院依托其肿瘤学科的显著优势,在不同区域建设了肿瘤中心,并通过这些新院区提供高水平的肿瘤诊疗服务。北京协和医院的这些肿瘤中心不仅在技术和设备上保持与主院区的一致性,还充分利用主院区的医疗资源,如医学影像、病理检查等,为患者提供更为全面的治疗方案。上海华东医院同样通过专科扩容模式,在肿瘤医学中心的基础上,设立多个肿瘤治疗中心。这些新院区的建立,不仅改善了上海及周边地区的医疗服务质量,还促进了不同学科之间的协作。通过多学科的合作,上海华东医院能够为肿瘤患者提供精准的诊断与个性化治疗,进一步提升了肿瘤治疗的效果和患者的生活质量。

专科扩容型分院区的建设是医院响应疾病谱变化和患者需求的重要举措,它通过提升专科化、精细化服务的能力,满足了患者在高水平诊疗服务方面日益增长的需求。专科化院区的建设,使医院能够在相对独立的院区内集中优势资源,提高治疗效率,同时保证多学科的协作和综合服务,达到更加精准、全面的治疗效果。

二、重组存量资源,提升成本效益

在我国医疗改革不断推进的背景下,公立医院通过兼并、托管和重组等方式,整合存量资源,以提升区域医疗服务能力,并优化资源配置,推动医疗服务的均衡发展。2009 年《中共中央、国务院关于深化医药卫生体制改革的意见》提出,公立医院可按照区域卫生规划,通过托管、重组等方式促进医疗资源的合理流动。这一政策指导了公立医院在不同地区设立分院区,以提高原本医疗资源匮乏区域的医疗水平。这种模式不仅能够提高原本医疗资源紧张地区的服务能力,还能够优化现有医疗资源的配置,促进医疗服务的均衡发展。重组存量资源是响应国家医疗改革的政策,能在促进医疗资源合理配置、解决城乡及区域间医疗资源不平衡方面发挥重要作用。

通过兼并模式,公立医院能够充分利用现有的医疗设施、技术力量和管理经验,将资源有效整合到新的院区中,从而提升区域的整体医疗水平。对于一些地理位置偏远、医疗资源匮乏的地区,原本条件有限的医院可以借助兼并的方式,得到技术支持和管理经验的提升,从而有效提高医院的整体服务水平,还能缓解本地患者的就医压力。这种整合方式既能避免重复建设医疗设施,又能实现资源的最大化利用,还能够有效地提升原本处于劣势的医院的服务能力,同时也有助于推动区域医疗卫生体系的优化。这种模式不仅符合国家对医疗资源合理分配的要求,还可以借助已有医院的技术优势和管理经验,打造更具竞争力的医疗服务体系,进一步提升医院的综合水平和区域医疗服务能力。

许多公立医院已经通过兼并模式在不同区域建立了新的院区,成功提升了服务能力。以北京大学人民医院为例,该医院通过与北京一些小型公立医院的合作、托管和兼并,拓展了医疗服务的覆盖面。在兼并过程中,北京人民医院利用其强大的技术力量和管理经验,不仅提升了这些区域医院的医疗水平,还进一步整合了医疗资源,使这些医院能够在更高水平上运作。同时,北京人民医院还在这些新院区中打造了具有特色的就医环境,改善了患者的就医体验和就医质量。

多院区建设通过整合医疗资源,提升了区域内的医疗服务水平,并顺应了国家政策的导向,推动了医疗资源的合理配置。通过医院的合作、托管和重组,不仅能够提高资源匮乏地区的医疗服务能力,还能优化区域整体的医疗体系,增强医院的竞争力。这一模式无论是从改善患者就医体验,还是从提升医院服务能力的角度,都具有深远意义。

三、统筹资源总量,均衡区域布局

在当前医疗系统快速发展的背景下,分院区建设需要充分考虑到地区健康需求、政策导向和资源布局合理性,以确保医疗资源的高效配置与精准供给。就医需求是推动分院区建设的基础,所有分院区的建设必须严格遵循区域医疗卫生规划,确保能够服务于该区域居民的实际健康需求,并与当地的医疗发展目标相契合。特别是在大城市或快速发展地区,医疗需求量大、病种多样,如何合理规划分院区功能,避免重复建设和资源浪费,是医疗资源配置的重要议题。

公立医院在发展过程中要避免将分院区建设作为单纯扩展规模的手段。盲目扩张不仅可能导致资源浪费,还可能带来不必要的市场竞争,破坏原有医疗市场的良性竞争。特别是对于已经进入高质量发展阶段的医院来说,更应该审视自身的资源配置和运营方式,在发展过程中注重功能调整和资源整合,实现医院内外部的优化和升级。通过多院区模式,医院可以在不同院区之间统筹资源,避免重复投资和无序竞争,提升整体的运营效率与服务水平。

多院区模式有助于大型公立医院在同一医疗体系内实现资源共享与优势互补。医院可根据不同区域的需求进行精准布局,发挥各个院区的特色优势。例如,可以在优势学科上集中资源,强化专科化发展,同时保持基础功能,以确保普通患者的服务质量不受影响。这种"专科强、综合适中"的模式,在资源有限的情况下能够最大化地提升医疗服务的精度与效率。

北京协和医院将其特色学科(妇产科、心血管科)分设在不同的院区,根据不同区域患者的需求进行精细化管理,确保了医疗资源的高效配置。同时,通过主院区的技术支持和专家资源,各院区形成了医疗服务的互补与协同。依托强大的技术力量和管理经验,协和医院能够在不同院区之间有效调配资源,提升各院区的服务能力,避免资源的无序扩张。类似的,上海华东医院也通过在城市不同区域设置分院,针对各区域的健康需求进行差异化布局。在偏远地区,上海华东医院通过新建分院提供基础的门诊、检查和治疗服务,将优质医疗资源下沉到基层。而在经济发达区域,医院则加强高需求科室如肿瘤科、心脏病科的建设。

在区域协同和有效供给方面,政府与卫生行业管理部门需要做好整体规划与资源引导,避免医院的盲目扩张及医疗资源的浪费。合理的医疗资源布局能够有效避免优质资源的过度集中,导致其他区域医疗服务的不足。国家对于医院建设的引导政策要求医院在分院区建设时进行明确规划,并依据区域医疗需求进行定制化资源布局。在规模效应与分级诊疗方面,多院区模式不仅要增加优质医疗资源的供给,更应通过医联体的建设实现医疗服务的有序流动。通过上下转诊机制的畅通,构建一体化、连续性的医疗服务体系,有效避免大型医院过度集中资源,进而防止基层医院功能的萎缩,避免"虹吸效应"。这种区域协同的模式使医院能够在不同的医疗层级间实现资源合理调配,既避免了医疗资源的过度集中,也提升了区域整体医疗服务能力。

存量改革与增量发展相结合,是公立医院在新形势下实现可持续发展的重要策略。在推动分院区建设的同时,医院还需要加强对现有资源的改革与挖掘,提升现有院区的服务能力和管理效率。这不仅需要对新资源进行投入,更需要对现有资源进行深度优化,通过提升内涵建设,增强医院整体的服务质量。

四、复制优质资源,实现功能转换

功能转换是多院区模式中的一个关键功能,它不仅能够提升医院在日常运营中的灵活性,还能在突发公共卫生事件或重大灾害时,确保医院能够迅速响应、有效配置资源。通过实现功能转换,医院能够根据实际需求灵活调整各院区的功能,在平时和应急状态下最大程度地发挥医疗资源效用,确保医疗服务的连续性与高效性。尤其是在疫情等突发事件中,功能转换显得尤为重要。它能够帮助主院区分担压力,确保其他区域的日常业务不受影响,提升整个医疗体系的应急响应能力。

2020 年武汉协和医院通过对西院区和肿瘤中心进行成建制平急转换,成功应对了疫情暴发带来的巨大压力。在疫情暴发初期,武汉协和医院迅速将原本服务日常患者的西院区和肿瘤中心改造为专门收治新冠患者的救治中心,全面改造了床位、设备、医护力量等医疗资源,确保能够接收更多的重症患者。疫情初期,武汉协和医院就改造了床位1660 张,收治了 3000 多名重症患者,发挥了关键作用。这种迅速有效的资源转换,不仅让武汉协和医院在疫情防控期间发挥了核心作用,也为未来可能出现的突发公共卫生事件积累了宝贵的经验。

为了进一步提高应急处理能力,武汉协和医院在金银湖院区的建设中专门规划了平急结合的病房和医疗设施,这一模式能够实现平时和急时功能的有效转换。金银湖院区的设计考虑到日常运营和疫情防控的不同需求,设立了传染病专用病房楼、平疫结合病房楼、检验检测楼以及疫情防控指挥中心等设施。这些功能布局不仅能够满足常态化医疗需求,还能迅速转化为应急资源,确保医院在突发事件中的高效响应。金银湖院区的建设也推动了医院科研硬件设施的提升,还增强了医院的科研创新能力,并将医学研究与临床实践有效结合,成为医院在未来医学科技研究和技术创新的重要基地。金银湖院区还特别注重智慧医疗服务的集成,实施立体式智慧医疗系统,全面提升患者的就医体验。通过集约化的医疗资源配置,院区能够避免因急性病症发生而导致的医疗资源浪费。在日常运营过程中,通过引入高水平的专科服务,形成了"强专科、小综合"的发展模式,使其在满足日常医疗需求的同时,能够快速转换为应急救治中心。2021 年,金银湖院区一期工程投入使用,日均门急诊量突破 1600 人次,住院患者接近 500 人,显示了该院区强大的医疗服务能力和高效的运营管理。

功能转换不仅提高了医院在应急状态下的灵活性,还确保了医院在常态和急诊状态下两手抓、两手硬。多院区模式的优势在于其能够通过智能化、集约化和灵活化的方式,在保证日常医疗服务的基础上,迅速调整功能、调配资源,为疫情防控、自然灾害等突发公共卫生事件提供坚实保障。分院区的灵活性也为医院应对未来的多重挑战提供了可持续发展的空间,既为当前的医疗体系增添了应急能力,也为未来可能的危机管理和公共卫生风险的防范提供了战略支持。

第三节 国内外多院区发展现状

一、国外医院多院区发展概况

国外医院多院区建设通常被称为"医院集团"或"医院系统"。这一模式最早出现在医疗服务市场化倾向最为显著的国家——美国。自 20 世纪中后期起,面对日益激烈的竞争和对高效管理的迫切需求,美国医院开始探索通过集团化模式提升自身效率和声誉,同时增强与医疗保险计划的议价能力。医院集团化不仅有助于医院降低运营成本,还能通过规模效应提高医疗资源的利用率,改善服务质量,并在保险市场中获得更有利的谈判地位。随着美国医疗市场的成熟和医疗保险的普及,医院集团化逐渐成为一种主流的医疗服务组织形式。进入 20 世纪 90 年代,英国也在其国家卫生服务体系内开始推行集团化管理模式,这一改革是医疗体系市场化的重要尝试。随着医疗市场的逐步开放和医疗服务需求的多样化,英国政府通过引入医院托拉斯(Hospital Trusts)的形式,旨在提升卫生服务系统的运行效率和服务水平,平衡效率与公平、自主与监管的关系,确保医疗服务体系的可持续发展。20 世纪末,新加坡也根据集团化模式对其公立医疗机构进行管理,成立了"新加坡国立健保集团"和"新加坡健保集团",将多个公立医院、诊所及卫生服务中心等纳入统一的管理框架,促进资源的优化配置与合理使用,提升了医疗服务的综合质量。

这种趋势在其他一些国家和地区也得到了不同程度的借鉴和应用。例如,德国和日本,在医疗系统改革过程中也通过组建医疗集团、区域卫生联盟等方式,实现医疗资源的共享、整合和优化配置,提高公共卫生服务的质量与效率,从而提高整体医疗服务的可及性与持续性。这一全球性的趋势在医疗服务市场化、资源有限、效率需求高的背景下得到广泛应用,推动了医疗资源的优化配置与服务质量的提升。

(一)美国

美国是最早发展医院集团化的国家。20 世纪初,美国的医院多为独立的非营利性机构,依靠慈善捐赠、社区支持和政府资助维持运营,主要为有需要的患者提供基础医疗服务。医院的规模小、经营模式单一,通常集中在本地社区,医院之间竞争激烈,但并未广泛形成整合或集团化趋势。随着美国的城市化进程的加快,医院需求逐渐增大,尤其是在工业化城市地区。但是大多医院依然保持较小规模,并以非营利性机构为主(58% 的医院属于非营利性医院,18% 为政府所有,24% 为营利性医院)。这些医院大多由地方政府、宗教团体或慈善组织运营,专注于为社区提供基础医疗,而非追求盈利。

进入 20 世纪中期,随着技术进步和医疗服务的不断发展,医院开始提供更多的治疗项目和专业服务。此时,美国的医疗需求激增,医院在面对增加的病人时,逐渐暴露出资源不足、管理不善、资金紧张等问题,医院的职能逐步从传统的急救功能扩展到高端医疗技术、专科治疗和复杂手术等领域。尽管医院的服务不断增多,但许多医院仍处于相对独立、封闭的状态,缺乏有效的资源整合。医院系统面临越来越大的成本压力,急需更高效的管理机制和资金支持。

20世纪80年代,随着美国医疗保险制度的改革,特别是公共医疗保险的普及,医院的支付模式发生了根本性变化。政府通过医疗保险支付减少了医院收入的不确定性,但也给医院的运营模式带来了新的挑战。传统的按服务项目收费模式逐渐被新型支付方式取代,医院面临更大的成本控制压力。医疗费用的快速上涨使得医院运营成本不断增加,特别是在医疗技术不断发展的背景下,医院不仅要投资昂贵的设备,还要支付越来越高的人力成本。但是医院在提供医疗服务时经常遇到资源分配不均、管理效率低下等问题,在这种背景下,医院集团化的概念应运而生。医院通过合并、收购等方式进行资源整合,组成大型医院集团,旨在更高效地管理和降低运营成本。

进入20世纪90年代后,医院集团化进程进一步加速。大规模的合并和收购成为常态,尤其是以大型私营公司和投资集团为主导的收购活动。许多独立医院选择与更强大的医疗集团进行合并,以实现资源共享和运营协同。此时,医院集团的运营模式逐渐成熟,并开始向专业化和综合化发展。为了提高运营效率,医院集团整合医疗资源,通过引入新的技术和管理手段,开始提供更多种类的服务,包括健康管理、康复护理、长期护理等,以适应不同患者群体的需求,进一步增强市场竞争力。

到了21世纪,信息化、数字化转型推动了医院集团的现代化进程。随着AI、大数据、云计算等新技术的引入,医院集团致力于实现更精准的疾病诊断、个性化治疗和远程医疗等服务,但同时也面临着医保支付模式的改革、患者对医疗服务体验的需求提升、医疗服务质量控制等更加复杂的挑战。在这些挑战面前,医院集团通过持续创新、跨部门协作以及以健康为中心的服务理念,不断推动医疗服务向更加综合、便捷和个性化的方向发展。

美国医院集团的起源和发展历程,体现了从初期的非营利性、独立医院逐渐向集中的大型医疗集团转型的过程。在这一过程中,医院集团化的主要推动力包括医疗成本的上升、技术的进步和医疗需求的多样化,医院集团通过合并、收购等方式实现了资源的整合,提高了运营效率。随着数字化技术的引入和支付模式的转型,医院集团的运营和服务方式也不断创新,以适应日益变化的医疗环境。

(二)英国

英国的国家卫生服务体系(National Health Service,NHS)是全球最大和最古老的公立医疗系统之一,主要通过政府税收资金进行运作,资金由中央政府通过财政预算分配。NHS的核心原则是提供"基于需求而非支付能力"的医疗服务,确保所有公民无论经济状况如何,都能平等地获得医疗服务。英国医院集团化的进程与NHS的管理改革进程密切相关,特别是在财务管理、运营模式以及政府对医院的资助政策的演变过程中。

在 20 世纪 80 年代，NHS 面临财政压力和医疗需求激增，政府引入了内部市场机制，将医疗服务购买者和提供者分开，以提高效率。然而，按产出支付政策直到 2000 年初才实施，该政策使医院资金分配更加依赖绩效，而非单纯依赖政府拨款。尽管如此，这一时期的医院系统仍以独立医院为主，缺乏统一且高效的资源整合。在此背景下，尽管 NHS 在财政管理上有所改进，医院的管理结构仍显松散，缺少有效的协同和整合机制。在资金和服务质量的考核上，医院更侧重于独立操作和自身财务管理，而缺乏跨医院的资源共享和合作机制。

2004 年，英国政府推出了 NHS 基金会信托制度，这是医院集团化的重要转折点。通过基金会信托，医院获得了更大的运营自主权和财务自由度，能够自主决定管理模式和资金运作，而不再完全依赖政府拨款。基金会信托制度的引入，赋予了医院集团更多的自主权，不仅能够实现更精细化的财务管理，还能针对所在地区的特定需求进行创新和改进。通过自有资金的运作，医院得以提升医疗服务质量，加快对患者的响应速度，并提供一定程度的个性化服务。基金会信托还增强了医院在引入私营资本方面的灵活性，部分医院通过融资和合作等方式引入外部资金，进一步提升服务质量和运营效率。这一时期，医院集团化不仅追求规模效应，更是在提升服务质量、降低成本和增强医院自主性方面实现了重要变革。

2010 年以后，英国政府推出了深远的医疗改革，特别是《健康与社会关怀法案》（Health and Social Care Act 2012）的实施，推动了 NHS 的市场化改革，并加强了私营部门在医疗服务中的参与。在这一背景下，医院集团化的推动不仅是为了提高医疗服务的质量和效率，也是为了应对持续增长的医疗需求和财政压力。《健康与社会关怀法案》削弱了中央政府对 NHS 的直接管理职能，鼓励多方参与，包括私营部门、第三方组织及慈善机构，这使得医院集团的运营更加市场化，私营资本和企业在医院融资、设备采购以及部分医疗服务提供中扮演了更重要的角色。这一时期，医院集团获得了更大的运营自主权，开始积极探索与私营部门的合作模式。例如通过公私合营模式引入先进的医疗设备或开展大型项目，以提升服务能力和运营效率。政府的医疗改革还促进了医院集团与其他医疗机构的协作，推动了更加灵活和多元化的医疗服务体系的形成。医院集团不再是孤立的服务提供者，而是更加注重与社区健康、初级医疗、长期护理等领域的整合，逐步构建更加全面的医疗保障网络。

英国医院集团化每一轮改革都在提高医院运营效率、优化资源配置、改善服务质量方面发挥了关键作用，从单一的医疗服务提供者，逐渐演变为更加复杂的医疗网络的重要组成部分。这种整合不仅提升了医疗服务的连续性和协调性，也为应对人口老龄化、慢性病增加等复杂医疗需求提供了新的解决方案。医院集团化不仅是英国医疗体系改革的重要成果，也为全球医疗系统的创新和发展提供了宝贵的经验。

（三）德国

德国医院集团化的进程经历了从公立医院主导，到私营资本进入，再到大规模集团化整合的几个重要阶段。随着政府医疗政策的调整、市场需求的变化以及数字化医疗的推进,医院集团化在德国的医疗体系中扮演着越来越重要的角色。

在20世纪90年代之前,德国的医院体系主要由公立医院和非营利性医院组成,医院的运营模式较为分散,缺乏统一的管理和资源共享机制。尽管私立医院存在,但规模较小,且受政府严格监管,市场份额有限。然而,随着医疗成本的不断上升,德国各级政府在维持公立医院运营方面面临越来越大的财政压力,公立医院的管理效率较低,医院之间的协调不够,导致医疗资源的浪费和医疗服务质量的差异化问题日益突出。由于缺乏市场竞争机制,公立医院在提高效率和创新方面的动力不足,许多医院面临赤字运营的问题。为了应对医疗体系的财政压力,德国政府在1993年进行医疗改革,放宽了对私营资本进入医疗市场的限制,允许私营企业收购部分财政困难的公立医院。这一时期,一些私营医疗集团开始尝试收购小型医院,并进行现代化管理,以提高运营效率。虽然医院集团化仍处于初级阶段,但私营资本的进入为之后的大规模医院集团化奠定了基础。

进入21世纪,德国政府进一步推动医疗体系改革,特别是医院的市场化和管理现代化致使医院集团化进程加速。赫利奥斯集团、阿斯克勒庇俄斯集团、桑纳集团等大型私营医疗集团迅速崛起,成为德国医疗行业的重要力量。这一时期,德国医院集团化的快速发展主要受到政府医疗改革、医保支付体系改革和公立医院财政危机的推动。2003年,德国政府提出医院市场化改革方案,允许地方政府将部分医院出售给私人投资者,促进医院集团化的发展。2004年,德国全面采用按疾病诊断相关分组支付体系,要求医院的报销标准取决于诊断类型和治疗效果,而不是传统的按天数计费。这一政策鼓励医院提高效率,减少不必要的住院时间,加速了医院集团的整合进程。许多地方政府发现维持公立医院的财政成本过高,因此愿意将医院出售给私人投资者,以减少政府负担。私营医院集团在收购医院后,引入现代管理模式,优化医院运营。例如,通过精简管理层、提高医生工作效率、引入标准化医疗流程等方式,降低成本,提高质量。同时,私营医院集团更注重专科化发展,例如集中资源打造心脏病、肿瘤、神经科等专科医院,以提高医疗服务的核心竞争力。医院集团还通过信息技术优化医疗服务,例如采用电子病历、远程会诊系统等,提高诊疗效率。医院集团化不仅提高了医疗服务质量,还增强了市场竞争力,使德国的医疗体系向更加高效和可持续的方向发展。

2010年以后,德国医院集团的数量进一步增长,同时医院集团化开始向更深层次发展,强调资源整合、区域协同和数字化创新。大型医院集团持续扩张,同时,医院集团不再只是单纯收购医院,而是开始在特定区域内构建医疗中心,加强医院之间的协同,提高医疗资源的利用率。例如,多个医院集团在同一地区设立急救中心、康复中心、专科诊疗中心等,实现医疗资源共享。医院集团开始加大对电子健康记录、远程医疗和AI辅助诊疗的投资,提高医疗质量和效率。

医院集团化的快速发展不仅优化了德国的医疗资源配置,提高了运营效率,还推动了医疗技术创新。然而,这一过程中也带来了一些潜在挑战。例如,部分大型医院集团的市场占有率过高,可能导致医疗资源的集中化,使部分地区的患者可选择性降低。部分医院集团在收购公立医院后可能调整定价策略,提高医疗费用,增加患者的经济负担。随着医院集团规模扩大,医护人员短缺问题日益突出,部分医院的医疗质量可能受到影响。因此,尽管医院集团化推动了医疗行业的发展,但仍需要在市场竞争、医疗公平性和成本控制等方面找到平衡点,以确保患者能够获得高质量、可负担的医疗服务。

(四)日本

日本医院集团化的发展受到政府医疗政策、社会人口结构变化、医疗资源配置需求以及私营资本参与等多重因素的影响。医院集团化在日本的医疗体系中逐步形成,并在提高医疗效率、优化资源配置和降低医疗成本方面发挥了重要作用。

在20世纪80年代之前,日本的医院体系主要由公立医院、私立医院和非营利性医疗机构组成,医院的运营模式较为分散。日本政府通过公共医疗保险制度确保所有公民都能获得医疗服务,但医院之间的协调性较弱,管理模式相对传统。在医疗需求不断增长、医疗成本持续上升的背景下,政府开始推动医院集团化,以提升医疗体系的整体效率。

20世纪90年代,日本政府逐步放宽对私营资本进入医疗行业的限制,允许企业和医疗法人参与医院管理。这一阶段,一些大型医疗集团开始形成,如日本生命医疗集团和三井医疗集团。这些集团通过收购独立运营的小型医院,整合医疗资源,并引入现代化的管理模式,提高医疗服务质量和运营效率。随着医疗设备和技术的发展,医院集团通过集中采购和共享设备,降低了运营成本,为后续的医院集团化奠定了基础。

进入21世纪,日本的医院集团化进程进一步加快,政府开始推行医疗资源整合政策,并鼓励医院联合经营。例如,2006年修订的《医疗法》要求医院加强区域合作,形成"区域医疗联合体",推动医院间的资源共享。这一政策促使医院集团加速形成,特别是在老龄化社会背景下,医院开始整合医疗、康复、护理等多种服务模式,以满足不断增长的长期护理需求。随着医疗技术的快速发展和医疗费用的不断上升,大型医疗集团如日本红十字会医疗集团和东芝医疗集团,开始通过并购方式扩展业务,涉足养老护理和远程医疗等新兴领域,以优化资源配置并提升服务质量。

2010年后,日本政府出台了一系列政策继续推动医院集团的发展。例如,2014年《地域医疗综合强化政策》鼓励医院集团整合医疗、护理和康复资源,形成更加紧密的医疗合作体系。这一政策促使各地医院集团积极布局老年护理和康复医疗。日本的医院集团在信息化和数字化医疗方面投入了大量资金,推动电子病历、AI辅助诊断和远程医疗的发展。例如,富士通医疗集团开发了一系列基于AI的医疗数据分析系统,提高了医院集团内部的数据共享能力和诊疗效率。

日本医院集团化在快速发展的过程中也存在一定的挑战。例如,随着医院集团的扩张,部分集团的市场占有率过高,导致地方性医疗资源集中化,使得部分地区的医疗资源分配不均;经营模式趋向商业化,部分医院可能更加注重盈利,而忽视了对低收入人群的医疗保障;医疗体系长期以来依赖医生主导的管理模式,而医院集团化要求更加专业的医疗管理团队,这对传统的医院管理文化形成了一定冲击。

二、国内多院区与国外医院集团的异同点

(一)国内多院区与国外医院集团的不同点

国外医院集团的发展通常与医疗资源整合密切相关。全球范围内,医院合并、兼并、整合的趋势日益明显。早在20世纪60至70年代,美国就已经出现通过兼并、收购或联合手段形成的医院集团,从20世纪70年代起,美国开始探索走多样化联合体的发展模式。例如美国的卫生保健有限责任公司拥有343所医院、136个门诊手术中心和近6万张床位,分布在全国的37个州,以及英国和瑞士。20世纪90年代以后,医院集团化成为全球医院发展的普遍趋势,英国、法国、新加坡等国家也相继兴起了医院集团化发展的浪潮。不同层次、功能和规模的医疗机构联合与资源的共享,提高了这些国家的医疗服务效率。在英国,医院间组成的医疗集团不仅是战略同盟,更是进行内部资源重组的方式,将原本独立的医院通过制度捆绑在一起。

从国际情况来看,由于医疗卫生体制方面的差异,国外发达国家和地区的多院区多通过组建医院集团来整合、拓展医疗卫生资源,以提供高水平、同质化的医疗服务。这些医院集团规模较大,成员数量众多,医疗服务覆盖面十分广泛。然而,由于医疗卫生体制方面的差异,国外医院多院区的发展形式和管理模式与我国仍有所区别(表2-1)。我国的医疗卫生体制与国外发达国家存在较大差异,我国的医疗服务具有鲜明的政策驱动和政府主导特色,尤其是城市大型综合医院大多为政府举办的公立医院。尽管多院区医院与医院集团在组建形式、成员性质和联系纽带等方面有所不同,但其研究目标与多院区基本一致,都是旨在扩大优质医疗资源,提高医疗效能与服务品质,为人民群众提供专业、有效的诊疗服务。

表2-1 国内多院区与国外医院集团的区别

项目	国内多院区	国外医院集团
组建形式	新设或者并购等	技术联合、合作、合资、托管、兼并重组等
成员性质	医院分院	相互独立
联系纽带	紧密	松散
行政隶属	同一级别行政隶属	多级别行政隶属
法人形式	同一法定代表人	多个法定代表人
管理机制	一套管理体系	集团委员会

我国医院多院区的发展模式是伴随着经济社会发展和医疗卫生体制改革的深化而逐渐形成的,是一种具有中国特色的医疗资源配置形式。根据"新医改"方案的要求,需要进一步健全各类医院的功能与职责,优化医院布局和结构,充分发挥城市医院在急危

重症、疑难病症诊疗、医学教育、科研及基层卫生人员培训等方面的核心作用。有条件的大型医院应依据区域卫生规划,推动医疗资源合理流动,通过托管、共建、重组等方式促进优质资源下沉,提升基层医疗服务能力。同时,要大力发展社区卫生服务,构建以社区卫生服务中心为主体的城市社区卫生服务网络,重点提供疾病预防控制,以及常见病、多发病、慢性病的初级诊疗服务。发展多院区是实现这一目标的重要途径,有助于促进医疗资源的合理配置与高效利用。

上海申康医院发展中心和北京市医院管理中心在推动国内医院集团化和多院区发展中发挥了重要作用,分别代表了政府主导的医院集团化管理模式在上海和北京的实践。这两者的作用不仅体现在优化医疗资源配置、提升医院运营效率方面,还涉及公立医院改革、信息化建设和智慧医疗的推动。

上海申康医院发展中心(以下简称申康中心)成立于2005年,是上海市政府设立的国有独资非营利性事业单位,负责统筹管理上海市属公立医院。其主要目标是通过集团化运营提高医院的运行效率,优化医疗资源配置,并推动多院区协同管理。申康中心的成立是上海深化公立医院改革的关键举措,旨在采用"管办分离"的方式,使医院在保持公益性的同时,具备更大的运营自主权。申康中心采用企业化管理模式,为医院提供管理支持,并实施统一的绩效考核体系,以确保医院的医疗质量和服务效率。申康中心在医院集团化管理方面也采取了多种措施,包括建立区域性医疗集团、推进多院区一体化管理和加强医疗资源整合。例如,复旦大学附属华山医院在浦东新区设立华山东院,实现了医疗资源的跨区域配置,提高了浦东地区的医疗服务能力。同时,申康中心推动上海市属医院的信息化建设,建立了全市范围的电子病历共享平台,实现医院集团内部医疗信息的互联互通,从而提高诊疗效率并减少重复检查和医疗资源浪费的现象。

北京市医院管理中心成立于2000年,是北京市政府直属的事业单位,负责北京市属22家公立医院的统一管理。其设立的目的是加强市属医院的统筹管理,提高医疗资源的均衡性,并优化医院的运营效率。与申康中心不同,北京市医院管理中心更偏向于政府直接主导的行政管理模式,通过政策制定、预算管理、医院绩效考核等手段,实现对医院的全面监管。北京市医院管理中心通过构建多院区综合管理体系、推进医联体和专科联盟建设、支持公立医院扩容与升级等措施,推动医院集团化和医疗资源优化。例如,北京同仁医院在北京市医院管理中心的协调下,与多家区级医院和社区卫生服务中心共同建立眼科专科联盟,提高了区域眼科医疗服务能力。北京市医院管理中心还负责协调市属医院的财政预算、医疗设备采购、人员调配等,提高了整体医疗资源的利用效率,并避免医院间的无序竞争。其在信息化建设方面的工作也十分突出,如建立北京市医疗数据共享平台,推动电子病历互联互通、远程会诊和智慧医院建设,从而提升医疗管理的数字化水平。

《"十四五"国民健康规划》明确提出,要进一步完善区域医疗协同机制,提升公立医院的运行效率,并推动智慧医疗和信息化建设。因此,上海和北京的医院集团模式将继续优化,并在全国范围内推广,为我国医疗体系的现代化和高质量发展提供示范。

不同国家医院集团的发展动因各有差异,但均与其本国医疗体制的背景密切相关。通过对比各国医院集团的形成原因,可以深入探究医院集团在特定医疗体制中的发展方向及其适应性。尽管美国的医疗市场环境与我国存在显著差异,但其发展医院集团的经验仍对我国具有重要的借鉴意义,特别是在管理模式、资源整合和服务创新等方面。我国应结合自身的医疗卫生环境,探索出一条科学、可持续的发展路径,以推动医院集团的高质量发展。

(二)国内多院区与国外医院集团的相同点

尽管国内外的医疗服务体制存在显著差异,国内多院区与国外医院集团仍存在一些共性。

1.公立医院管理市场化

在保持公立医院所有权性质不变的前提下,许多国家引入了私人公司的组织结构和管理方式,强化医院的独立法人地位。通过"国有民营"的方式,建立了完善的医院治理结构,使公立医院在市场竞争中不断提升和完善自身。这一模式推动了公立医院逐步走向市场化,从而优化了医院的运营效率和服务质量。

2.医疗集团纵向一体化

许多国家通过收购和兼并形成以大型城市医院为核心的医疗集团,这些集团通常包括社区医院、康复医院、注册家庭护理机构等不同层次的医疗集团,建立起一个从基本医疗到专科医疗、从科研与临床到康复服务纵向一体化的服务网络。这些医院间具备强大的互补性,通过发挥不同等级医院和专业特色的优势,使医疗资源得到了更加充分和有效利用。随着医疗集团成员的多样化,保险公司也逐渐参与其中,成为医疗集团的一部分。

3.分级诊疗制度化

为了合理配置医疗资源,分级诊疗成为多个国家的核心措施。基层医疗机构(全科诊所/社区医院)承担健康守门人职能,负责首诊分诊、慢病管理等基础服务;二级医院聚焦常见病规范化诊疗;三级医院专攻疑难重症与科研教学,这种转诊制度有效缓解了三级医院的压力,节省了卫生资源,并降低了医疗费用。

4.医院管理社会化

随着医疗集团的崛起,医院管理日趋社会化。医疗集团通常将人事、医技、医疗文书、后勤等管理实行社会化,医师的管理和培训由医师集团(协会)负责;护士的管理则由护士工会协调;药品和器材采购由专业医药公司负责;医疗文书的管理由专业公司提供。一些地区的卫生部门还设立公共卫生服务实验中心,开设多项医疗服务,通过合理配置资源,避免设备的重复购置,提高设备使用效率,避免资源浪费。

5.管理监管公开化

医疗服务市场具有较强的不完全性,尤其在高度专业化的背景下,信息不对称问题较为严重,容易导致市场失灵。为了弥补这一不足,各国政府都高度重视对医疗集团的监管和调控,特别是对非营利医院的资金流向实行严密监控。

6. 集团管理信息化

数据采集和信息管理是医疗集团管理的基础。现代医疗集团十分重视信息技术的应用,尤其是医疗技术、计算机及通信技术的密切结合,极大提高了临床诊断的效率和医疗质量。同时,信息共享也使得医院管理、政府政策制定以及医疗监管更加科学,确保了管理决策和监管依据更加透明和准确。

第三章 | 医院多院区建设基础理论

第一节 系统工程理论

一、系统工程的产生与发展

系统工程学科形成于20世纪50年代,但系统思想的产生及实践可以追溯到古代,人类文明的不断发展推动了系统工程的产生和发展。在人类和自然界交互的过程中,自发地产生了朴素的系统思想,主要是把世界当作统一的整体。古希腊唯物主义哲学家德谟克利特最早使用"系统"一词,辩证法奠基人之一赫拉克利特和亚里士多德都发表了对系统概念的见解。中国古代也对"系统"产生了一定认知并应用于实践,例如,春秋末期的思想家老子曾阐明了自然界的统一性、西周出现了"五行说"、东汉时期张衡提出了"浑天说"等;在工程建设上,都江堰的建设最具代表性。

古代朴素系统思想用自发的系统概念考察自然现象,其理论是抽象的,缺乏科学性。15世纪下半叶以后,随着自然科学的形成,古代朴素唯物主义哲学思想逐渐让位于形而上学的思想,此时的系统思想比较具体。19世纪,自然科学的巨大成就为辩证唯物主义的科学系统观奠定了基础,认为世界是由无数相互关联、相互依赖、相互制约和相互作用的过程所形成的统一整体,此时的系统思想具有普遍联系和整体性特点。

20世纪初至20世纪中叶,系统思想逐渐发展到一般系统论,到20世纪60年代中后期,国际上又出现了新的系统理论。我国著名科学家钱学森对系统理论和系统科学的发展有突出贡献。1978年,钱学森和许志国、王寿云合著发表《组织管理的技术——系统工程》,首次将系统工程理论体系化引入中国管理科学领域。至1992年,这一理论范式在复杂系统问题的实际解决中取得显著突破,被成功应用于航天工程实践中,形成具有中国特色的系统工程实践路径,为社会主义现代化建设的战略规划与资源配置提供了科学决策支撑,彰显了系统工程理论在国家治理现代化中的重大现实价值。

二、系统工程的核心

系统工程是以系统论为基础发展起来并受到广泛应用的理论。系统论是研究系统结构、模式及内部存在规律的理论,根据系统构成中的共同特点及属性,利用定量的形式对系统中的问题进行抽象,并通过数学模型、定理或原理的形式表达出来。系统工程是在系统论的基础上,进一步研究复杂大系统或者巨系统内部的结构、模式及存在规律,表现为子系统之间、子系统与大系统之间的作用关系及作用机理,以确保整个大系统的有效运营。

我国著名科学家钱学森提出:"系统工程是组织管理系统的规划、研究、设计、制造、试验和使用的科学方法,是一种对所有系统具有普遍意义的科学方法。"美国系统工程学者哈罗德·切斯纳特(Harold Chestnut)从系统本体论角度提出:"系统的本质在于其构成要素的异质性与关联性——由异构单元通过动态交互形成具有明确目标导向的有机整体,系统工程的核心使命是通过多目标分析、权衡与综合寻优,实现系统效能最大化的方法论体系。"日本系统工程先驱三浦武雄则从学科范式突破维度强调,"系统工程是应对现代知识体系碎片化的革命性方案,它通过构建横向整合技术框架,弥补传统学科间的认知鸿沟,在交叉领域催生创新性解决方案,其内涵涵盖复杂系统认知范式、集成化设计方法与全生命周期管理理论"。总而言之,系统工程是人类进行工程活动,特别是复杂性的重大工程活动时总结、归纳、提炼出来的学问,是从总体出发,开发、运行复杂大规模系统所需的理论、方法、技术和思想,以问题为导向,根据总体协调的需要,将自然科学、社会科学、数学、工程技术等领域的思想、理论、方法与技术有机结合起来,借助现代化信息技术手段,对系统的功能配置、构成要素、组织结构、信息交换、行为控制等进行系统分析,使系统的整体与局部之间的关系协调和相互配合,实现总体的最优运行。

系统工程不同于一般的传统工程学,它所研究的对象不限于特定的工程物质对象,而是任何一种系统,是组织化的大规模复杂系统。系统工程的核心是利用系统性思考的原则建构知识体系。当处理大型、复杂的专案时,所面临的相关议题(如需求工程、可靠度、物流、不同团队的协调、测试与评估、可维修性和其他相关学科)变得更加困难。系统工程借由工作流程、优化的方法及风险管理等工具来处理此类专案,并且与技术和以人为本的学科相互重叠(如工业工程、机械工程、制造工程、控制工程、软件工程、电机工程、模控学、组织研究、专案管理)。系统工程确保专案或系统的各个层面均被充分考虑并整合成为一体,目前已被广泛应用于军事系统、制造系统、经济系统、人体系统等领域。由于多院区建设过程中涉及系统思维及多个复杂系统的构建,因此可以将系统工程思想融入医院多院区建设工作中,从而推动多院区的合理建设和可持续发展。

三、基于系统工程理论的公立医院多院区发展框架

医院多院区建设是一个复杂的系统工程项目,涉及多学科、多领域的协调与管理,传统单向的管理思维和体系已不能满足和适应多院区发展的需求,需要以系统性思维围绕人、财、物等核心要素进行系统分析与设计、项目管理、风险管理、信息系统与技术支持、资源优化与效率提升等一体化管理模式,对多院区医疗资源进行统筹调配与管理,实现供需关系的最佳匹配,提升服务效能。

（一）系统分析与设计

在医院多院区建设前期,需要对多院区整体结构、功能需求、流程和资源进行综合分析,以确保院区的设计能够满足辐射范围内的医疗服务需求,提供高效的医疗服务。系统工程理论强调从整体和全局角度出发,全面收集和分析各个院区的需求,包括医疗、后勤、行政、科研等各方面,确保资源配置符合实际需要。首先,通过与利益相关者的沟通和调研,确定多院区建设的具体需求,包括功能定位、医疗服务范围、设施设备需求、人力资源需求等,并通过系统工程方法对需求进行详细分析,确保所有利益相关者的需求得到正确理解和记录。其次,将需求转化为具体的功能要求,包括医疗服务流程、信息系统支持、设备配置等。然后,运用系统工程的架构设计方法,制定各院区的总体布局、功能分区和组织架构等,确保各院区功能的互补性和协同效应,避免重复建设和资源浪费。最后,将总体需求分解为各子系统和具体功能模块,利用各种建模和仿真工具来设计和优化多院区的结构和流程,细化各个院区的职能分工,明确资源投入的重点领域,以确保设计方案的合理性和可实施性,进而满足医疗服务的需求和效率。

（二）项目管理

多院区建设通常是一个庞大的项目,涉及多个相关方、多个子项目和多个阶段。系统工程理论中的项目管理方法可以帮助协调各个方面,确保项目按时、按预算完成。在项目计划阶段,借助项目管理方法制订详细的时间表和资源计划,包括工作分解结构(work breakdown structure,WBS)、资源分配、进度安排、预算和风险管理策略等,协调各院区建设进度;在项目执行阶段,根据项目计划,组织实施多院区建设项目,采用关键路径法(critical path method,CPM)、项目评估与审查技术(program evaluation and review technique,PERT)等工具,对项目进度进行实时监控和调整,并协调各专业团队的工作,及时调整项目计划,提高项目执行效率,确保项目按时完成并达到预期效果。项目管理通过有效地计划、执行和控制,可以确保多院区建设项目顺利完成,达到预期目标。

（三）风险管理

系统工程强调全面的风险识别和评估,通过制订详细的风险管理计划,提前应对可能的资源短缺和调配不当问题。医院多院区建设可能面临大量风险,例如,财务风险、技术风险、运营风险等。系统工程理论提供了识别、评估和管理这些风险的方法,通过对多院区建设和运营过程中可能出现的各种潜在风险的全面分析,识别各阶段可能面临的风险,并对识别出的风险进行定性和定量评估,确定其可能的影响程度和概率,进而针对不同风险制订应急资源调配预案,确保预案在突发情况下能够快速响应,减少资源浪费和损失。通过风险管理,可以有效地降低多院区建设和运营过程中的各种风险,确保项目顺利进行。

(四)信息系统与技术支持

多院区建设往往需要大量的信息技术支持,包括电子病历系统、医疗设备联网等,系统工程理论可以用来设计和管理这些复杂的信息系统,具体表现在以下几方面。①需求分析:分析医院多院区的信息化需求,确定需要支持的功能和服务。②系统设计:设计符合需求的信息系统架构,包括硬件设施、软件平台、网络配置等。③系统集成与验证:将各个子系统进行集成,确保不同系统之间的兼容性和协调性,实现各院区的信息系统互联互通,形成统一的资源管理平台,便于资源的实时调配和监控,并对集成系统进行全面测试,包括单元测试、集成测试和验收测试,确保系统满足所有设计要求和性能标准。④系统运维与持续改进:设计详细的运维计划,包括维护策略、应急预案和系统升级方案等,对信息系统进行持续的运维管理,确保系统的稳定运行和需求满足,并运用系统工程的反馈机制,持续监测系统运行情况,进行必要的调整和改进。通过系统工程理论的支持,可以设计和管理出高效、稳定的信息系统,提高医院多院区的运行效率和服务质量。

(五)资源优化与持续改进

系统工程理论可以提供有效的方法来实现资源优化和效率提升。在多院区建设过程中,可使用系统建模工具(如流程图、功能树、数据流图等),建立各院区之间的关系模型,明确资源流动路径和瓶颈,优化资源调配方案。在多院区运营过程中,可根据医疗服务需求和资源供给情况,借助系统工程中的线性规划、整数规划等优化方法,对人员、设备、资金等资源进行科学配置和优化调度,确保资源的最优利用;使用遗传算法、模拟退火等先进优化算法,解决复杂的资源分配问题,优化医疗服务流程,简化操作步骤,减少资源浪费,提高效率,实现资源的全局最优。同时,系统工程强调多学科、多部门的协同合作,通过有效地沟通和协同管理,确保各院区在资源使用上的一致性和协调性。为保证多院区管理的持续改进,也可运用系统工程中的反馈控制原理,收集各院区的运行数据,分析资源使用的有效性和效率,不断改进资源管理策略。通过资源优化和效率提升,可以提高医院多院区的运行效率,降低成本,提高服务质量,进而满足患者需求。

第二节　"同质-差异-协同"发展模式相关理论

一、同质化理论

同质化(homogeneity)作为描述事物趋同演化现象的核心概念,其内涵经历了跨学科的认知拓展。同质化起源于生物学领域的基因同化,指入侵物种通过生态位竞争导致区域生物多样性衰减,诱发物种形态与功能趋同的演化过程。20世纪初,亨利·福特(Henry Ford)推广流水线生产模式,通过标准化大幅提升效率,催生了产品高度一致化的工业逻辑。20世纪后期,以保罗·迪马乔(Paul DiMaggio)与沃尔特·鲍威尔(Walter W. Powell)为代表的西方学者转向对同构过程的解读,认为同构是组织通过模仿行为和复制组织过程导致实践同质化的过程。21世纪以来,全球化的发展促进了管理理念、商业模式、品牌策略等的跨国传播,不同国家和企业间趋同明显。国内虽然缺乏对同质化理论的直接研究,但跨学科研究者通过本土化理论创新,例如,制度趋同、同群效应、路径依赖等,构建了具有解释张力的概念体系,间接揭示了同质化现象的内在机制。

从本质层面来讲,同质化揭示了复杂系统中多样性衰减的演化规律,其核心机理可归纳为:在特定领域内,强制性制度约束、竞争性效率压力、标准化技术范式以及认知趋同效应等多重同构力量的交互作用下,系统构成单元逐渐丧失异质性特征,转而形成高度标准化的形态、功能或行为模式。需要强调的是同质化是指对象之间差别不易分清,但并不代表完全无差异。

立足多院区的长远发展,引入"同质化"概念,指的是具有同一健康问题和医疗服务需求的患者,在不同院区间都能获得相同质量的医疗服务。医疗同质化是保证大型公立医院品牌的内在要求,其关键在于各个院区医疗质量的同一性。为达成目标,一方面,在专业技术人员、医疗装备配置和后勤服务保障等方面实行统一调度、统一配置、联科联动,有效保障了专业技术素质与服务能力及水平的同一性;另一方面,按照"同一制度、同一流程、同一标准、统一管理"的管理模式,以实现分院区与主院区的同质化目标。

二、差异化理论

差异化理论(differentiation theory)主要指迈克尔·波特(Michael E. Porter)提出的竞争战略中的差异化战略,是波特提出的三大通用竞争战略(总成本领先战略、差异化战略和集中化战略)之一。波特认为,企业可以通过提供具有独特性和优越性的产品或服务(如设计、品牌、技术等),在客户心中形成与众不同的价值认知,从而在市场上获得竞争优势,而不是仅仅依靠价格竞争。差异化理论的发展与延伸包括资源基础观、蓝海战略和动态能力更新理论,其中资源基础观认为企业需要依赖内部核心资源与能力(如专利、企业文化)实现差异化,强调"核心竞争力"的重要性;蓝海战略企业应通过价值创新开辟新市场;动态能力更新理论指出差异化需要结合环境变化,持续调整能力以保持竞争优势。

差异化是和同质化相对应的概念,是指生产者向市场提供独特利益,并取得产品竞争优势的过程及结果。对于产品来说,差异化所产生的特殊性可以有效防止其被其他同类产品替代。而拥有差异化特色的组织,可以在竞争中脱颖而出,获得市场上的超额利润,这在医疗服务市场中同样适用。医疗机构所提供的服务产品存在多种差异化特征,例如各类医疗机构所提供的医疗服务的质量等纵向因素存在差异,或者各类医疗机构的品牌信任度不同。每个患者都会选择自己更加信赖的医疗机构就医,而他们选择的标准很大程度上来自这种产品差异化特征,质量高、服务好、信誉优良的医疗机构自然更受患者青睐。

为尽快促进分院区的发展,在保证品牌及服务品质的前提下,实行差异化的发展定位,能够更好地适应不同区域目标人群的需要,提供更加适宜的医疗服务,进而形成竞争优势。为此,针对不同院区辐射范围内患者的差异化需求,采取差异化的科室设置、病种建设、人事管理等,提供具有针对性和特色的医疗服务,从而构建出多院区持久的竞争优势,达到分院区运营的最佳化。

三、协同理论

协同理论(synergetics theory)作为一门根植于多学科交叉融合的复杂性科学范式,由德国理论物理学家赫尔曼·哈肯(Hermann Haken)教授于20世纪70年代提出。该理论以探索开放系统中多个子系统时空协同演化机制为核心命题,致力于揭示从物理化学系统到生物社会系统的自组织临界性规律。在现实情境中,研究对象内部存在不同子系统之间的相互作用,需要通过不同学科之间的相互合作来研究作用原理,因而产生了协同理论。协同理论成为继系统论、控制论、信息论之后第四大复杂性科学支柱,为当代AI集群智能、量子计算协同优化等前沿领域提供了方法论启示。

协同理论认为系统内部不同的子系统会通过自组织的集体行为,从无序状态转变为有序状态,在此过程中各子系统间产生协同关系。该理论不仅强调各子系统间的匹配协调,还涵盖系统内部各要素的相互配合与作用,社会各主体间通过协同合作、有序参与的方式来保障公共利益的最大化实现。就公立医院多院区而言,各院区之间利益诉求及价值观念无法完全趋同,在医疗质量、技术水平及设备设施等方面存有一定差异,因此在多院区同质化管理过程中,更应关注各院区间的协同运营及院区内部各核心要素的配合协作,促使组织运行效能最大化,从而推动公立医院多院区高质量协同发展。

四、基于"同质-差异-协同"理论的多院区发展框架

多院区同质化发展具有天然优势。一方面,相关利好政策、文件的出台指导了公立医院多院区同质化发展,为其提供了有力的政策支撑;另一方面,公立医院多院区是一个整体板块,分院区属于非独立法人,其人、财、物等资产全部归主院区所有。依据同质化理论的内涵,所有院区应在医疗服务、诊疗规范、质量控制、核心价值与文化、技术设备等方面遵循统一的标准,确保患者在不同院区能够获得同质化的治疗效果和服务体验。

院区周边医疗资源分布情况、患者来源、疾病分布、市场需求等的区别是院区间差异化发展的条件,在公立医院多院区发展中引入差异化理论具有一定的适用性。根据差异化理论的内涵,应识别并充分利用各院区的地理、人口、需求等差异,因地制宜地发展特色服务和差异化管理模式。院区之间可能存在地域差异,因而面临不同的患者群体与健康需求,针对不同地域之间患者需求的差异化,为不同院区配置差异化的设备、人才、资金等资源,进而根据各院区的资源,在不同层次上提供差异化的医疗服务,从而提高资源使用效率。

依据协同化理论,通过院区之间的协作和信息共享,增强整体运营的效率,降低成本,提高服务质量,从而实现整体效益最大化。一方面,不同院区之间共享医疗专家、管理人才和技术资源等,做好资源流动和共享,形成一个连续性的诊疗服务过程,各院区实力同步提升;另一方面,立足公立医院高质量发展的目标,公立医院多院区应站在新的起点上,"强中做大,大中做强,保质保量",推进其全方位整体发展。

基于"同质-差异-协同"理论的医院多院区发展框架(图3-1),是一种系统性的思维方式,用于理解和指导医院多院区的管理、协作与发展。其核心思想是:在多院区的建设和运营过程中,如何在确保同质性(统一标准与方向)的基础上,处理好不同院区之间的差异性(不同区域、功能、资源等差异),并通过协同作用(资源共享、协作效应)实现整体优化。强调在确保统一性和标准化的基础上,根据各院区的地理环境、市场需求、资源情况等差异,进行灵活差异化布局,并通过协同机制实现资源共享和整体优化。

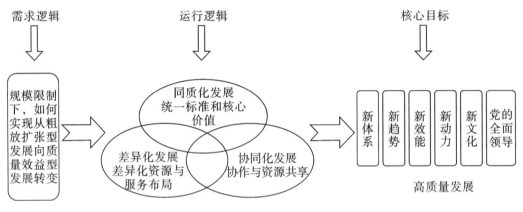

图3-1 医院多院区"同质-差异-协同"发展框架

第三节 组织管理理论

一、组织管理理论的基本概念

组织管理理论是通过组织机构的建立,规定具体职责或职务,明确权责关系,使组织中成员通过相互配合实现组织目标的过程。组织管理理论的形成与发展历经多阶段演进,以泰勒(科学管理之父)、法约尔(管理理论之父)、韦伯(组织理论之父)为代表的古典管理理论(19世纪末至20世纪初)把管理从经验上升到科学,强调理性的重要性,着眼于提高组织和工人的工作效率。以梅奥、马斯洛、麦格雷戈为代表的行为科学与人际关系理论(20世纪20至50年代)开始关注人的因素,强调人的行为和动机对组织效率的影响。以菲德勒、西蒙、巴纳德为代表的系统与权变理论(20世纪中后期)认为没有一种普遍适用的最佳管理方法,有效的管理取决于组织所处的具体环境和情境。现代组织理论(20世纪90年代至今)融合了古典管理理论和行为科学理论的成果,并吸收了系统论、信息论、控制论等其他学科的思想,形成了更加复杂和全面的管理理论体系,关注知识管理、学习型组织、网络组织、虚拟组织、可持续发展等新的管理挑战。这一历程已从单纯追求效率转向人本化、系统化与柔性化管理,形成多维理论体系,持续指导组织战略设计、领导力发展与实践变革。

组织管理的对象主要包括组织目标、组织结构、组织职能和组织工作流程等与实现目标密切相关的组织行为活动。因此,组织管理工作按照组织管理的对象可以分为以下几种类型。①设立组织目标:按照专业化分工的原则,设立相应的岗位并明确岗位职责。②建立组织结构:按照组织特点、内外部环境划分设计组织结构。③规定组织职能:明确岗位职务职责,并授予相应的权利。④规范工作流程:建立相关制度,明确组织中横纵向关系。

部门化是组织管理理论的一大特点,组织的部门化是按照职能相似性、任务活动相似性或关系紧密性的原则把组织中的专业技能人员分类集合在各个部门,然后配以专职的管理人员来协调领导,统一指挥。其基本原则包括:因事设职和因人设职相结合的原则、分工与协作相结合的原则、精简高效的部门设计原则。而组织层级化则有助于提高组织管理效率,其核心任务是确定完成任务需要设定的层级数目。有效的管理幅度是决定组织中层级结构数目的最基本因素。管理幅度是指组织中上级主管能够直接有效地指挥和领导下属的数量。从最高层的直接主管到最基层的具体工作人员之间就形成了一定的层次,这种层次便称为组织层级。组织层级受到组织规模和组织幅度的影响,它与组织规模成正比,组织规模越大,包括的人员越多,组织工作也越复杂,则层级也就越多;在组织规模已确定的条件下,组织层级与组织幅度成反比,即上级直接领导的下属越多,组织层级就越少,反之则越多。组织层级与组织幅度的反比关系决定了两种基本的组织机构形态:扁平结构形态和锥形结构形态(金字塔形)。

扁平结构形态是指在组织规模已定的条件下,管理幅度较大、管理层次较少的一种组织结构形态(图3-2)。其优点在于层次少、信息传递速度快、传递过程中信息失真可能性小,从而可以使高层尽快地发现信息所反映的问题,并及时采取相应的纠偏措施。较大的管理幅度使主管人员对下属的管控有限,从而有利于下属主动性和首创精神的发挥。局限性在于主管不能对每位下属进行充分、有效的指导和监督,同时,主管获取信息的途径较多,众多的信息量可能淹没了最重要的、最有价值的信息,从而影响信息的及时利用。

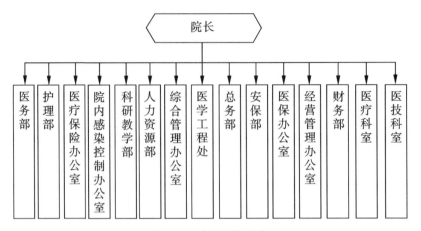

图 3-2　扁平结构形态

　　锥形结构形态是指管理幅度较小,管理层次较多的高、尖、细的金字塔形态(图 3-3)。优点在于较小的管理幅度可以使每位主管仔细地研究从每个下属那里得到的有限信息,并对每个下属进行详尽的指导。局限性在于不仅影响了信息从基层传递到高层的速度,而且由于经过的层次太多,每次传递都被各层主管加进了许多自己的理解和认识,可能使信息在传递过程中失真,也可能使各层主管感到自己在组织中的地位相对渺小,从而影响积极性的发挥,往往容易使计划的控制过程更加复杂。

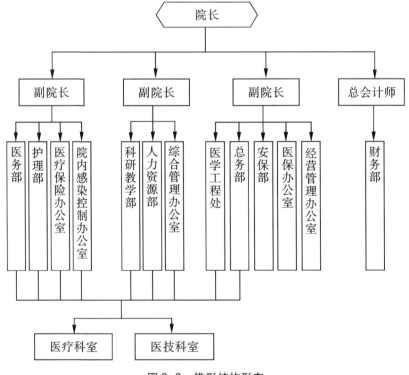

图 3-3　锥形结构形态

二、基于组织管理理论的公立医院多院区发展框架

作为正式组织的协作系统,不论其规模大小或级别高低,都包含三种基本要素:协作的意愿、共同的目标和信息的交流。协作的意愿是指自我克制,交付出个人行为的控制权以及个人行为的非个人化。组织是由人组成的,但真正组成作为一个协作系统的组织的是人的服务、动作、活动和影响,所以人们向协作系统提供服务的意愿是必不可少的。组织成员对组织"共同的目标"的理解可以分为协作性的理解和个人性的理解两种。组织成员协作意愿的强弱在很大程度上取决于组织成员接受和理解组织目标的程度。信息的交流指的是意愿、情报、建议、指示和命令等信息的传递。只有通过信息交流把协作的意愿、共同的目标沟通起来,才能成为动态的过程。管理者在组织中的作用,就是在信息沟通系统中作为相互联系的中心,并通过信息沟通协调组织成员的协作活动,以保证组织的正常运转,实现组织的共同目标。有学者认为组织管理理论为公立医院的多院区管理和高质量发展提供了强大支撑(图3-4)。

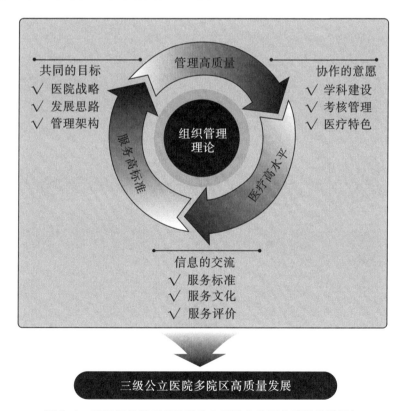

图3-4　基于组织管理理论的公立医院多院区高质量发展框架

三种基本要素具体分述如下。①共同的目标:公立医院在推动多院区高质量发展的过程中,一要建立明确的目标体系,树立目标意识;二要从内部寻找个人目标和共同目标

协调一致的平衡点,从而形成有效的组织发展路径。②协作的意愿:公立医院多院区高质量发展要依托院区之间、院区内部科室之间、科室成员之间的协作,只有探寻激发努力的激励路径,明确奖惩机制和建设要求,各院区才能在协同中不断发展和进步。③信息的交流:公立医院在推动多院区高质量发展的过程中,要重视信息交流,搭建正式的、便捷的信息交流渠道,保障组织管理中信息的权威性。

第四章

郑大一附院多院区建设与发展

近百年的奋斗征程,历经艰苦创业、迁郑发展、改革壮大、做大做强、做细做优、做优做高六个时期,郑州大学第一附属医院见证了社会的进步与时代的变迁,同时,也记录了自身不断探索与成长的足迹。医院的每一次发展跃升,都是对内在潜力的开发和对外部挑战的应答。郑州大学第一附属医院在多院区建设与发展的战略调整和实践探索中,不断适应医疗需求的演变,迸发出新的发展生机。

第一节 郑大一附院多院区概况及建设过程

一、医院概况

郑州大学第一附属医院(简称郑大一附院,英文名称:The First Affiliated Hospital of Zhengzhou University)是集医疗、教学、科研、预防、保健、康复为一体,具有较强救治能力、较高科研水平和国际交流能力的三级甲等医院,始建于1928年9月,其前身为原河南中山大学医科。1930年医科改为医学院。1931年建立省立河南大学附设医院。1942年更名为国立河南大学附属医院。1952年更名为河南医学院附属医院。1958年从开封迁址郑州,更名为河南医学院第一附属医院。1985年更名为河南医科大学第一附属医院。2000年原郑州大学、郑州工业大学、河南医科大学三校合并,医院更名为郑州大学第一附属医院。2012年成为省部共建医院。2017年临床医学成为国家"双一流"建设学科。医院先后获得全国文明单位、全国"百佳医院"、全国卫生计生系统先进集体、全国医院信息化建设先进单位、全国县级医院帮扶示范基地、中国初级创伤救治(primary trauma care,PTC)突出贡献团队奖、全国优质护理服务优秀医院、全国医院后勤管理先进集体、全国医院文化建设先进单位等荣誉称号。2022年河南省人民政府办公厅出台《关于加快医学科技创新全面提升卫生健康服务能力的实施意见》(豫政办〔2022〕74号),提出"建设省级专病诊疗中心。加强临床研究网络体系建设,构建科学合理、高效运转的多学科诊疗(multi-disciplinary team,MDT),依托郑州大学第一附属医院建设省疑难危重疾病救治中心(专病诊疗中心),开展联合防治研究,提升诊疗能力和医疗质量。"

目前医院已形成特色同城多院区发展格局,分别是河医院区、东院区和南院区 3 个院区,国家神经疾病区域医疗中心(北院区),同时在郑州市西部布局 1 个服务延伸点(西院区),纾解河医院区就诊压力(图 4-1),总占地面积 55.31 万平方米,临床医技学部 37 个,病区 324 个。河医院区位于郑州市二七区建设东路 1 号,是院本部;东院区位于郑州市金水区龙湖中环路 1 号,距离院本部 17 千米;国家神经疾病区域医疗中心(北院区)位于郑州市惠济区江山路 33 号,距离院本部 9.4 千米;南院区位于郑州航空港经济综合实验区洞庭湖路 6 号(华夏大道与洞庭湖路交叉口),距离院本部 34 千米;服务延伸点(西院区)位于郑州市中原区朱屯路北化肥东路西(化肥东路与农业西路交叉口向南 300 米西侧),距离院本部 5.4 千米。主院区与各分院区形成了特色鲜明、协同发展的医疗矩阵。

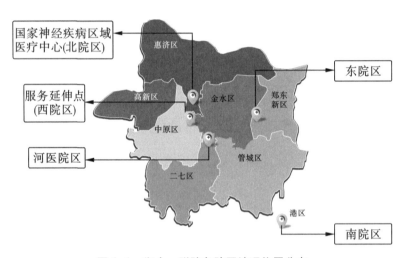

图 4-1 郑大一附院各院区地理位置分布

医院立足于服务郑州国家中心城市和"健康河南"建设,打造"同城多院区"的高水平三甲医院,促进优质医疗资源扩容和区域均衡布局。根据"同质-差异-协同"发展模式,经过多年发展,医院多院区建设已逐步形成医疗服务同质化、院区定位差异化、内部运行协同化的新格局,在健康保障等方面不断集聚集团化发展新动能,实现院区间的功能转换,助推医院高质量发展。根据各院区地理位置、环境特点和发展状况,医院致力于将河医院区打造成为复杂疑难急危重症综合诊治中心,将东院区打造成为国际化综合院区,将北院区建设成为国家神经疾病区域医疗中心,将南院区打造成为立足郑州航空港区、辐射豫东南的在外科、急救、肿瘤、血液领域表现突出的现代化综合医院,并在郑州市西部布局一个服务延伸点,纾解河医院区就诊压力。

二、多院区建设过程

(一)河医院区建设

河医院区作为院本部,位于郑州市老城区中心地带,毗邻郑州大学河南医学院(东校区),历史悠久、资源丰富、知名度较高,是河南省复杂疑难急危重症综合诊治中心。医院以精湛的医术和良好的服务赢得河南及周边省份群众的极大信任,更铸就了厚重璀璨的医院文化,成就了"医学院"品牌。

1956年河南医学院随省会迁至郑州,地址位于郑州火车站西侧金水河畔五里堡附近,医院划地210亩。1958年,附属医院改称为河南医学院第一附属医院,落成于金水河畔,占地180亩,核定床位700张,职工由115人增加至874人,日门诊量高达4000余人次,成为当时河南省规模最大、床位最多、专业最全、医疗技术人员最多、手术量最大、医疗设备最先进的医院。随着时代发展和医疗需求的提升,河医院区在原有的基础上进一步的扩建和发展。2001年启用了新病房楼(现河医院区1号楼),加上老病房楼(原河医院区5号楼,现已拆除)共计1860张床位。

2008年以后,本着"做大做强"的发展思路,医院进入大规模建设和发展时期,随后医院高级病房楼(现河医院区3号楼)、河南省高等学校临床医学重点学科开放实验室以及门诊医技楼相继投入使用。2011年医院新急救中心大楼与河南省公共卫生临床救治中心改建后投入使用,全面提升了医院应对全省突发公共卫生事件的处置和救治能力。同年,医院重症医学楼投入使用,急危重症和疑难疾病救治水平得到进一步提升。河医院区2号病房楼也投入使用,显著改善了医院住院环境。在这一时期,医院床位数量增至5000张,就诊环境显著改善(图4-2)。

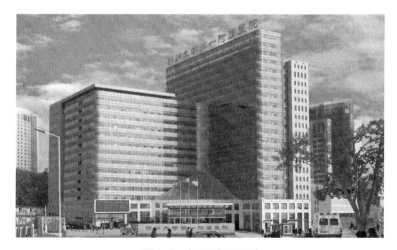

图4-2　河医院区图景

2012 年多院区开始建设前，郑大一附院年门诊量已达 346 万人次。通过"做大做强"的改革战略，对市场需求潜力大及优势明显的临床学科进行调整和扩增，医院实现了对医疗服务的提质增效，为当时解决"看病难、住院难"的问题提供了解决途径。2015 年全年医院门诊量已达到 476.21 万余人次，年出院患者 35 万余人次，其中外省患者占比达到 11%，在降低河南跨省异地就医人次数中起到了关键作用。然而，随着河南省和郑州国家中心城市建设迎来了快速发展的新时期，作为省内医院龙头，河医院区空间狭小、服务超载、高床位使用率、学科发展受限的问题日益突出，难以满足省内群众日益增长的医疗服务需求，开辟分院区势在必行。

(二)东院区建设

东院区的建成是医院发展史上具有重要意义的大事。21 世纪初，在我国城镇化步伐不断加快的背景下，河南省委、省政府提出"郑州市要围绕建设全国区域性中心城市的目标，打造中原城市群经济隆起带的亮点、新的增长点和带动点"，明确开发建设"郑东新区"的战略部署。郑东新区以中原科技城和河南省科学院融合发展为抓手，加快"三高地"(国家创新高地、人才高地和开放高地)、"两中心"(国际化金融中心和国际化消费中心)、"一新城"(现代化国际化新城)建设，全力推动经济社会高质量发展，当好全市发展的"火车头"、创新的"发动机"，以提升郑州市在全省的首位度，增强经济实力和辐射带动能力。随着郑东新区的建设，补齐"吃住行、游购娱、教医保"基本公共服务需求短板迫在眉睫，在上级政府和主管部门的大力支持下，郑大一附院在郑东新区自建、新建院区。

作为河南省重点工程建设项目，东院区共花费不到四年时间即竣工，竣工决算 47.62 亿元(比原预算节省了 9500 万元)。东院区于 2016 年 9 月 16 日顺利开诊。建成后的院区占地面积 345 亩，编制床位 3000 张，东院区在人才队伍、硬件设施、优质服务、科学管理和信息化建设方面均达到或接近国内一流水平。该院区工程设计引入"医疗村+医疗街"设计理念，科学划分 7 个功能区，国内首创"双门诊楼"，实现地上及地下空间贯通、院内与院外交通连通，既方便引导患者有序就诊，又贡献大量开放空间。同时，构建了宽阔门诊广场+巨大中心花园+多组院内疗愈花园的"1+1+N"绿色空间布局，实现绿色景观贯穿整个院区，该院区工程荣获 2018—2019 年度第二批"国家优质工程金奖"，是全国医院建设项目中首个国家优质工程金奖(图 4-3)。

为把东院区建设成为国内一流的医疗中心、一流的保健中心、一流的学术交流中心，医院通过实施高精尖设备、新技术、知名专家"三个平移"，有力地提升了东院区知名度，在保障郑东新区 130 余万名居民基本医疗需求的基础上，强化了院区急危重症救治能力。运行一周年时，东院区门急诊总量 97.63 万余人次，出院患者 11.79 万余人次，手术 5.88 万余台，病床使用率为 100.2%，实现了平稳运行与快速发展。同时，为回馈社会，该院区为来院就诊低保人群实行减免部分医疗费用的优惠政策，累计为符合政策的 5076 名患者减免医疗费用 4459 万元，为省内扶贫工作做出了应有的贡献。

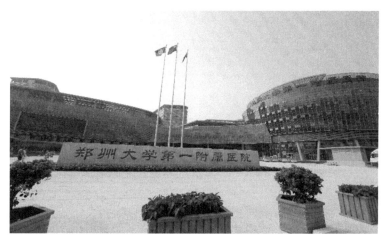

图4-3　东院区图景

（三）国家神经疾病区域医疗中心（北院区）建设

北院区前身为郑州大学第四附属医院，位于郑州市北部的惠济区，市区至黄河游览区公路由此穿过。郑州大学第四附属医院占地面积100亩，是一所具有专科特色的综合性大学附属医院，也是当时郑州市北部唯一的省级大型综合医院，口腔、眼科和康复医学是其优势学科。郑州大学口腔医学院、河南省口腔医院、河南省眼科医院、郑州大学口腔疾病研究所、郑州大学吞咽障碍研究所、郑州市口腔与吞咽障碍重点实验室等均设在该医院。因发展不力导致医院多项工作进入困境，2016年6月，由郑州大学牵头，将郑州大学第四附属医院"整建制"并入郑大一附院，成为当时的惠济院区，与河医院区、东院区形成"一院三区"发展格局。

基于当时定位于"大专科小综合"的长远规划，惠济院区持续加强改扩建，进一步优化调整门诊和病房布局；加强了院区信息系统线路及配套设施安装；新设肿瘤、介入、急诊等5个病区；积极筹建了综合ICU，强化了院区急危重症救治能力；同时加强心血管内科、神经内科、血液净化中心、儿科、消化内科等建设，学科布局逐步完善。开诊两个月后，惠济院区最高日门诊量已突破1100人次，急诊接诊量稳中有升，方便了医院周边患者就医（图4-4）。

2016年12月，依照河南省人民政府办公厅《关于印发河南省建设国家区域医疗中心规划的通知》（豫政办〔2016〕218号）规划部署，由郑大一附院牵头组建河南省脑血管国家区域医疗中心，拟建床位2000张。在此基础上，2018年12月，区域医疗中心挂牌首都医科大学附属北京天坛医院（以下简称"北京天坛医院"）技术合作医院暨国家神经系统疾病临床医学研究中心。东院区、国家神经疾病区域医疗中心（北院区）平稳运行两年后，2018年郑大一附院门急诊总量达到776万人次，手术台数35万余台。

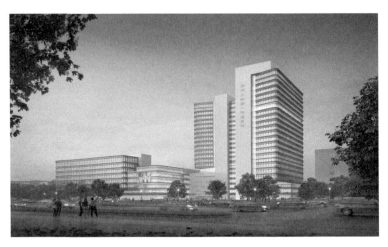

图4-4　国家神经疾病区域医疗中心(北院区)图景

(四)南院区建设

南院区前身为河南省立医院,位于郑州航空港经济综合实验区"北城",西邻京港澳高速,距离新郑国际机场约5千米,整体占地189亩,规划床位2000张,共有11栋楼,2016年首批开放床位1694张,病区44个,是当时郑州航空港经济综合实验区唯一的省级大型公立医院。航空港经济综合实验区是目前唯一一个由国务院于2013年批复设立的国家级航空经济发展先行区,地处郑州、开封、许昌交界地带,这里企业林立,员工众多,常住人口约90万人,需要高水平的医院来满足居民就医需求。

2021年9月,原河南省立医院因自身外债问题,在上级主管部门主持下,由郑大一附院全面接管,成为南院区,至此,郑大一附院形成"一院四区"发展格局。2021年10月6日,南院区正式开诊,同时挂牌河南省第五人民医院,重新布局的该院区定位为三级甲等综合性公立医院(图4-5)。

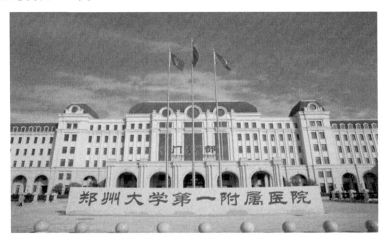

图4-5　南院区图景

2022 年 10 月,在开诊一周年之际,南院区运行平稳,主要业务指标大幅度攀升,门诊量由以前日均 900 人次提升到日均 2000 余人次,日最高门诊量达 5621 人次;平均每天在院患者由以前的 500 人增加到 1700 余人,日最高在院患者达 1965 人;日均手术量由以前的 10 台左右提升至 80 台左右,日最高达 122 台;日均急诊量由以前的 100 人次增加至 300 余人次,日最高急诊量达 422 人次。南院区的整体服务能力和水平,尤其是急危重症和疑难病症收治能力,有了显著提高和长足进步,更好地满足了航空港近百万居民的就医需求。

(五)服务延伸点(西院区)建设

服务延伸点(西院区)的建成标志着郑大一附院正式进入"多院区"高质量发展新时代。服务延伸点(西院区)的前身是郑州朗辉医院,位于郑州市中原区,曾是 2017 年郑州市中原区第四批开工的重点项目之一,是一所民营医院,占地面积 56 亩,但因各种问题一直未建设完成。随着市政、企业都有向西发展的趋势,加上市政中心、常西湖新区、郑西中央文化区、奥体中心等各种项目的先后落地,周边人口、企业等不断增加,对医疗需求的缺口逐渐增大。该区域涵盖了大量的学校、居民区,从人口密度的角度上来说,同样的半径,二七区与中原区居住的人口密度要远远大于金水区和郑东新区。2023 年 4 月,郑州朗辉医院办理改扩建项目规划变更手续,成为郑大一附院在郑州市西部的服务延伸点。

2024 年 7 月 16 日服务延伸点(西院区)开诊。开诊时该服务延伸点设置内科、外科、妇产科、儿科、急诊医学科、重症医学科、医学检验科等 15 个诊疗科目,科室设置符合三级综合医院设置要求,建设"大门诊、小病房、强急救"的多维诊疗体系。首批开设 15 个病区共 600 张床位,医护人员均由医院统筹选派,大型医用设备配置齐全。服务延伸点(西院区)距离河医院区仅 5.4 千米,是所有院区中距离最近的两个,可有效纾解河医院区医疗资源过度紧张和空间拥挤的难题,降低医院运行安全风险,并提升医院突发事件医疗应急扩容能力,能及时有效地协助河医院区应对大批量患者的分流、抢救、手术、康复等全流程救治(图 4-6)。

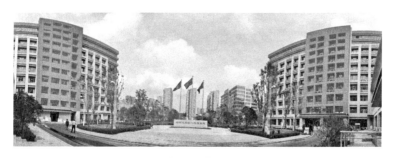

图 4-6　服务延伸点(西院区)图景

至此,郑大一附院在郑州市完成东、西、南、北、中五个方位的布局,开启医院"同城多院区"的管理实践模式。各院区实施差异化发展,同质化管理,标准化建设,规范化运行。多院区模式具有丰富的优势,包括提供广阔的医疗服务范围、推动专业化发展、平衡区域医疗资源和提升医疗服务质量和效率等,有助于提高医院的竞争力和影响力,进一步满足患者的多样化需求,并推进医疗服务的不断创新和提升。郑大一附院的多院区建设是对未来医疗发展的主动适应和战略把握。在精细化管理、综合性服务以及高质量医疗标准的前提下,不断推动医院整体服务水平和医疗保障能力的提升。

第二节 郑大一附院多院区发展理论与核心模式

从2008年医院进入大规模建设和发展时期开始,到2024年服务延伸点(西院区)开诊运行,郑大一附院在十六年间完成了从单体医院到特色同城多院区的跨越式发展。这一进程中,医院持续推进"改革强院"战略,在传承创新中不断奋进,在明晰医院多院区建设的基本概念和相关理论方法的基础上,以关键环节为核心要素,以相关理论为支撑,构建起独具特色的多院区协同发展的三维理论体系和"党委管总、院区主战、学科主建"核心发展模式,该模式在一定程度上平衡了规模经济与范围经济的张力,使医疗服务半径扩展与质量同质化提升形成正向循环,为大型公立医院多院区治理提供了可复制的制度创新样本。

一、郑大一附院多院区协同发展的三维理论框架

郑大一附院多院区协同发展的三维理论框架(图4-7),是以"党委领导下的院长负责制"为核心,通过治理、战略与实践三维联动,构建了公益导向与高效运营并重的管理体系,逐步实现系统的整体优化、资源共享和高效协同,推动多院区资源整合与效能提升。在治理维度,通过"党委管总、院区主战、学科主建"实现集中领导与灵活运营的平衡;在战略维度,构建了"目标层-路径层-保障层"的递进体系,以远景规划为牵引,通过资源整合、流程再造、文化融合推进目标落地,并依托制度、人才、技术三重保障形成闭环;在实践维度,则贯穿系统工程理论与组织管理理论,聚焦质量同质化、布局差异化、资源协同化三大场景,提炼标准化管理工具与动态评估体系。框架创新性融合政治逻辑与管理效能,既突出党委领导下的集中管控优势,又通过灵活的院区协作机制激发创新活力,为公立医院多院区发展提供可复制的系统解决方案。该理论展示了在"党委领导下的院长负责制"框架下多院区的管理模式和核心理论逻辑,以层级化的方式明确了从组织协调到战略规划再到具体运营优化的全过程,阐释了医院管理的核心思路及其实际应用,形成了科学的管理路径。

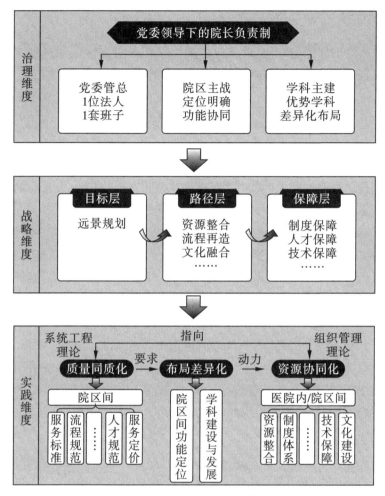

图4-7　公立医院多院区建设三维理论框架

(一)治理维度:党建引领下的分工协同

以"1位法人、1套班子"为基础,党委统筹全局决策,通过统一法人治理结构和领导班子配置,确保多院区在战略方向、资源配置和重大事项上的集中领导。医院全面贯彻落实新时代党的建设总要求,健全完善党委领导下的院长负责制。建立"第一议题"制度,坚持党委理论学习中心组学习制度,落实"三重一大"制度。修订《医院党委会会议议事规则》《医院院长办公会会议议事规则》《医院院务会会议制度》《党委书记和院长沟通交流制度》等,规范议事决策程序,充分发挥党委"把方向、管大局、做决策、促改革、保落实"的领导作用,锚定发展方向、把握发展大局。各院区在党委领导下明确差异化功能定位,通过"定位明确、功能协同"原则实现互补发展,以优势学科为锚点,实行"一院一策"差异化布局,形成"集中管控+自主运营"的平衡。

(二)战略维度:分层递进的实施路径

目标层以远景规划锚定方向,以建设区域性医疗中心为目标,明确多院区在分级诊疗、公共卫生应急等领域的协同定位,通过数据模型动态调整发展优先级。路径层以资源整合、流程再造、文化融合三位一体协同推进医院多院区建设。保障层构建了"制度-人才-技术"的闭环支撑,为多院区高质量协同发展提供支撑保障。

(三)实践维度:动态优化的核心场景

实践层面聚焦医院的质量同质化、布局差异化和资源协同化三大场景,结合系统工程理论与组织管理理论进行动态优化。党政领导班子是医院统一战略规划与决策中心,承担着全局的统筹和决策职能,运用系统工程思维对医院战略进行整体统筹、协调、优化与决策,以保证各院区能够按照统一的目标协同工作。组织内所有信息的传递与决策都离不开组织管理理论,底层的组织内协同与反馈机制为整个系统的运行提供了基础保障。通过有效的信息流动,管理层能够及时了解各院区的运行状况,并根据反馈结果进行调整和优化。这种自下而上的反馈机制不仅能够及时发现问题,还能够促进院区之间的经验共享和学习提升,为整体系统的改进提供持续动力。同时,系统工程理论强调对复杂系统的整体性和动态性分析,强调资源的集成与多要素之间的协同,确保医院管理在复杂环境中能够高效运作。这种理论的结合,不仅聚焦于内部组织的完善,也延伸至外部的协同与发展,形成了多层次的管理架构。

1. 质量同质化

同质化发展是公立医院多院区争取达到的一种理想状态。同质化发展聚焦院区间服务质量、流程规范、人才设备的标准化,通过信息化平台实现数据互通与质控同一标准,旨在保障基础医疗服务的公平性与可及性,避免资源分配失衡。在统一规划的指导下,同质化管理层进一步将整体性战略分解为标准化的操作流程,通过对多个院区内部的服务流程规范、服务质量、人才设备等关键流程要素的标准化要求和管理,进而实现各个院区的同质化发展,确保不同院区之间的管理标准一致、医疗服务质量均衡。同质化发展不仅可以打破院区间差距壁垒,有效减少资源浪费、缩小差距,实现院区间服务的一致性和标准化,还可以改善不合理的就医秩序,更好地满足患者的基本需求,提升就医体验和分院区认同度,是差异化发展的起点和基础,是协同化发展的指向和结果,同时为进一步发展奠定了坚实基础。

2. 布局差异化

差异化发展是同质化发展趋势下的必然发展要求。差异化发展依托区位需求与资源条件,推动各院区形成特色专科(如总院聚焦疑难重症、分院侧重慢病管理)与服务分层(如高端特需与基础普惠并行),其动力来源于院区间资源流动、协同运营与文化建设的深度融合,例如专家轮转、远程会诊及统一品牌标识,以此释放"1+1>2"的协同效应。

这种差异化路径,不仅能够避免院区间的恶劣竞争,更好地适应区域性医疗需求的多样化趋势,满足不同层次的患者需求,还能够将一些短板补起来,形成互补优势,强化特色优势,建立发展的内生动力,进一步推动协同发展迈向新高度。

3.资源协同化

在各院区的具体运行中,协同理论得到了重点体现。协同化发展是在保障医疗质量、人员技术水平和软硬件设备等同质化前提下,根据院区发展目标,从差异化出发,在院区间及院区内的资源流动、具体运营、文化建设等方面所采取的协同优化决策和措施,通过合理调配人员、设备和资金等资源,实现资源的高效共享和灵活配置,最大化协同效应,提升整体运营效能。这种协同化的管理模式不仅优化了医院的内部运行机制,也促进了院区之间的联动发展。

差异化布局、同质化管理是医院多院区建设的核心路径。同质化管理要在三个方面同步:领导机制一体化、治理体系一体化、文化建设一体化,重点突出管理效能和服务水平的同质化发展。差异化布局是指分院区在学科设置中要与主院区设置差别化,错位布局医疗服务以强化特色优势或者补齐弱势短板,在分院区规划和服务功能上,强调因地制宜,差异化发展。而协同化是在管理同质、差异发展的基础上,各院区间相互联系、密切配合形成的整体效应,是一种更高阶段、更难以达到的理想化状态。坚持以差异化为分院办院方向,以"专科医院化、医院专科化"为理念,在分院区集中打造强势学科,让特色学科得到空间上的规模化发展,让院有重点、科有特色、人有专长,既有效避免了院区间恶性竞争的可能,又促进了院区间的协同互补。同质化为医院内部运行提供规范和基础,差异化使特色突出、专业优势增强,而协同化则通过资源整合和文化统一推动整体效能提升。这种从规范化到特色化再到协同化的递进式发展思路,为医院在多变的外部环境中保持持续竞争力提供了理论依据和实践支持。

二、郑大一附院多院区协同发展的核心模式

在多院区的建设与管理实践中,郑大一附院创新构建"党委管总、院区主战、学科主建"的三位一体管理模式,通过组织架构的深层次变革实现管理体系重构。具体实施中,医院突破传统的大内科、大外科、大医技等7个大部制框架,构建起"党委-院区-病区"的三级运营管理体系和"党委-学部/学科-病区"的三级业务管理体系。其中,党委统筹全局规划与战略决策,通过院区功能定位优化和资源配置顶层设计强化整体协同;各院区作为属地化服务主体,着力整合医疗资源,提升区域服务效能;学科聚焦专科发展与技术攻坚,推动临床诊疗规范化和学科建设体系化。该模式创新性实施垂直管理与横向协作的矩阵式管理机制,既保持院区运营的自主灵活性,又通过跨院区资源共享和标准化建设实现整体效能提升。经组织架构重塑与管理流程再造,医院成功构建起权责明晰的决策体系与精细化的运营机制,在提升医疗服务质量、优化资源配置效率方面取得显著成效,为大型公立医院多院区管理模式创新提供了可复制的实践范本。

在"党委管总、院区主战、学科主建"的总体方针下,医院以"点-线-面-体"四维联动为管理手段(图4-8),构建多层级协同发展格局,全面驱动高水平医院建设。①"点"亮特色:聚焦专科能力精耕细作,科学划分亚专业方向,推行高年资医师"专病化"发展路径。例如,在消化内科细化胃肠早癌、炎症性肠病等亚专科,由资深专家领衔组建专病团队,配套个性化绩效考核机制,推动诊疗技术向精准化、微创化突破,以"单点技术优势"辐射带动学科整体竞争力提升。②"线"长增效:深化"职能部门大部制+临床医技学部制"改革,强化垂直管理穿透力。行政端通过合并职能相近部门,建立扁平化决策链条,提升运营响应速度;业务端依托"学部制"重构学科布局,制定标准化诊疗路径与质量控制体系,确保技术规范纵向到底、横向到边,通过管理触角的延伸,切实守住质量安全底线,夯实高质量发展根基。③"面"宽融通:打破部门壁垒,推动职能部门与临床科室深度融合,以"学科群"为载体整合资源,构建跨院区、跨专业的协作平台。例如,通过搭建肿瘤多学科联合诊疗平台等,形成"以疾病为中心"的网状资源联动模式,实现技术共享、数据互通与人才共育,全面提升资源整合的广度与深度。④"体"强根基:以"同质化基础、差异化定位、协同化发展"的立体化架构为支撑,通过党委统筹战略方向、院区落实属地化服务、学科深耕专科能力,形成"战略-战术-技术"三级贯通的闭环体系,既保障多院区诊疗标准统一,又激发差异化功能定位下的创新活力,实现医院综合实力的系统性跃升。通过"点上突破、线上贯通、面上协同、体上融合"的全域管理创新,医院实现了从粗放扩张向内涵发展的转型,为大型公立医院多维治理提供了"架构可复制、路径可定制、成效可量化"的实践样板。

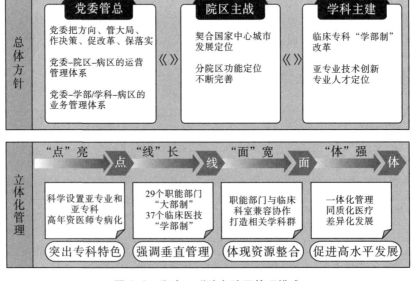

图4-8　郑大一附院多院区管理模式

（一）顶层设计——党委管总

1.党委把方向、管大局、作决策、促改革、保落实

党中央、国务院高度重视公立医院党的建设，2018年6月，中共中央办公厅印发了《关于加强公立医院党的建设工作的意见》，明确提出发挥公立医院党委领导作用，实行党委领导下的院长负责制。2021年5月，《国务院办公厅关于推动公立医院高质量发展的意见》再次强调坚持和加强党对公立医院的全面领导，全面执行和落实党委领导下的院长负责制。

实行党委领导下的院长负责制，是加强党的全面领导的必然要求，也是推动公立医院和卫生健康事业高质量发展的组织和制度保障。进一步明确了医院党委的职责，理清了书记与院长的权责，界定了医院党委会议、院长办公会议议事决策范围和规则等，有效解决了"谁来决策""决策什么""怎样决策"的问题。进一步突出坚持贯彻民主集中制重要原则，增强了党委议事决策的原则性、规范性、约束性和严肃性，有利于强化决策责任，规范决策行为，减少决策失误，提高决策水平和领导能力。另外，通过强化思想引领、政治引领，有力拓展了党的组织覆盖和工作覆盖，推动党建与业务深度融合，把党的领导有效融入医院治理全方面各环节，为加强公立医院党的建设和健全现代医院管理制度提供根本遵循注入强大动力。

在这一模式下，医院党委充分发挥"把方向、管大局、作决策、促改革、保落实"的领导作用，实行集体领导和个人分工负责相结合的制度，凡属重大问题都按照集体领导、民主集中、个别酝酿、会议决定的原则，由党委集体讨论、作出决定，并按照分工抓好组织实施，支持院长依法依规独立行使职权。院长在医院党委领导下，全面负责医院医疗、教学、科研、行政管理等工作。

（1）健全制度机制，优化顶层设计　全面贯彻落实党委领导下的院长负责制，构建党委统一领导、党政分工合作、协调运行的工作机制，并将其纳入医院章程，作为医院的根本制度。不断健全完善党委会、院长办公会议事规则，明晰议事决策事项清单，全面理清党委会、院长办公会的议事范围、边界职责，确保"三重一大"事项由党委集体讨论、研究决定。严格规范议事决策程序，严把确定议题、事前论证、提前通知、充分酝酿、民主讨论、会议表决、决策实施、跟踪督办八个环节，不漏一关，不少一步。建立科室核心组及党支部参与科室重大问题决策工作制度，明确核心组是科室议事、决策机构，党支部参与科室重大问题决策，推动和监督科室核心组决策事项落实，进一步推动民主决策、科学决策向院、科两级不断延伸。

为加强党对医院的领导，依据相关法规结合医院实际修订《医院党委会议议事规则》，明确了党委会议是主要决策形式，坚持民主集中制，重大问题集体讨论决定。确定了议事范围，涵盖重大决策、重要人事任免、重大项目安排、大额度资金使用及其他重要事项。拟定了议事规则，党委会由全体委员组成，可确定列席人员。党委会由党委书记召集主持，也可委托他人。规定参会人数、召开频率、表决方式、回避制度、"一把手"末位发言制度及纪律要求。议事程序包括确定议题(委员提出,提前提交登记表,由党委办公室汇总报党委书记审定)、讨论研究(按程序进行,临时议题一般不讨论)、形成决议(表决形成),会议由党委办公室记录归档。党委委员需坚决执行会议决议,按分工落实,党委办公室督办;执行中收集意见,必要时复议。以党委名义印发的文件按流程签发。

医院依据相关法规文件制定《医院院长办公会议议事规则》,坚持党委领导下的院长负责制,院长负责医院行政工作,院长办公会议是行政议事决策机构。确定了议事决策范围,包括研究提议需要党委会讨论决定的事项,如医院发展规划、重要改革措施等;还包括可自行讨论决定的事项,如执行上级部署的工作措施、医院日常行政事务等。院长办公会一般每周召开一次,特殊情况可随时召开,由院长召集并主持。会议有成员出席人数要求,议题由院长提出或经其他成员建议确定。决策前需进行调查研究、听取意见,涉及不同事项需遵循相应审查、评估及听取意见流程,且实行一事一报,遵守回避和保密制度。议定事项执行与监督:会议决定事项由分管领导或相关部门实施,医院办公室督促检查,对执行不力的问责,重大调整或复议需按规定进行。

(2)健全决策论证,确保科学规范 为确保党政决策科学民主、严谨规范,医院着力抓多方参与,凝聚集体智慧与合力。把管党治党工作与医疗、教学、科研、改革发展等中心工作融为一体,积极探索"党建+"的医院管理新模式,推动卫生健康治理体系和治理能力现代化,形成以党建促发展,以示范带全局,党建、业务、文化互融共存、同频共振的生动局面。充分发挥学术委员会、专家委员会的作用,梳理、规范医院相关专委会的类别、职能和责任,建立专家委员会咨询机制,加强对专家委员会咨询或论证的程序执行,健全决策前论证和听取意见机制。加强职代会在民主管理体系中的建设力度,充分发挥职代会的主渠道作用。

为提升医院学术管理水平,促进科研高质量发展,医院成立学术委员会及执行委员会。医院制定了《医院学术委员会章程》,学术委员会由院学术委员会、执行委员会两级结构组成,成员包括院长、主管院长、特聘院士等;执行委员会是常设机构,依托科研处工作。该章程明确委员任职资格、条件、产生办法、任期及撤免规定,如委员需是不同学科、专业且具有高级专业技术职务,青年学术人员所占比例等。章程还明确了学术委员会是学术事务最高决策、咨询机构,负责多项学术事项的决策、审议、评定和咨询,处理学术不端行为等,委员享有权利并需履行义务。章程还规定了会议召开频率、出席人数、表决方式、回避制度等,形成的决定按规定公布、公示,相关部门需落实执行。

(3)健全沟通协商,提高议事效率 建立健全党委书记与院长定期沟通机制,班子成员沟通机制以及职能部门横向协作沟通机制。每周召开书记、院长沟通会,对拟研究决定事项进行会前沟通、讨论酝酿、形成共识,意见不一致的,暂缓上会。议题主责部门与涉及相关部门需在会前充分沟通基础,共同参会汇报。这种高效顺畅的沟通协调机制不仅有效避免了会前沟通不充分、会上讨论不彻底以及议而不透、议而不决等问题,也促进了班子之间、部门之间横向协作。

医院依据相关法规并结合院内实际情况制定了《医院党委书记和院长沟通交流制

度》。该制度强调了党委书记和院长沟通对医院发展的重要性,需坚持依规原则,明确双方职责,班子成员应团结协作。党委和院长办公会前,重大措施研究前要沟通;党委会议重要议题需经院长办公会讨论,院长办公会重要议题需听取党委书记意见;"三重一大"议题要经多环节沟通。沟通方式分为定期(每周不少于一次)和不定期,遇突发事件等随时沟通。党委书记协调班子工作、支持院长、执行民主集中制;院长执行党委决议、维护党委权威;党政班子处理好多种关系,共同推动医院发展。

(4)健全监督制约,确保决策落地　针对部分制度、决策在执行过程中存在重布置、轻落实,重结果、轻过程的问题现象,建立健全从会前论证、上会决策到督办落实的全流程闭环管理体系,确保党委决策部署落地见效。一方面,加强决策督办。主责部门明确制订完成计划,列出"时间表"和"任务图",党委办公室和院长办公室分别建立议题台账,专人负责定期跟踪执行进度,每季度向党政班子集体汇报。另一方面,加强监督问效。医院纪委围绕"三重一大"决策事项开展主动监督、靠前监督,重点检查"一把手"和领导班子用权情况以及党委决策部署落地执行情况,确保各项决议落实到位,推进到位。

医院依据相关法规并结合医院实际情况制定了《关于中层干部问责的暂行规定》,适用于全院副科级及以上干部。对不履职尽责的中层干部严肃问责,遵循实事求是等原则,问责同时追究纪律责任,如涉嫌犯罪移送司法机关。该规定明确了8种问责情形,如不执行政策法规、落实工作不力等;6种问责方式,可单独或合并使用;规定从轻、从重处理情节。受到问责的干部取消评优评先资格,问责结果用于干部考核任用,对免职、降职干部设立了限制性规定。问责程序由医院党委统一领导,组织处、纪委监察处负责实施,按规定程序给予组织处理、党纪政纪处分,问责前听取被问责者陈述申辩。

在党委决策下,郑大一附院在全院实行"网格化"管理制度,通过对楼宇、楼层分块管理,人员设备专人盘点,将具体责任落实到个人,有效提高多院区管理的效率和质量。医院制定了《医院网格化管理规定(试行)》,强化网格化管理目标,明确管理责任和工作内容,构建覆盖全院的行政后勤管理网络,实现层层监管、实时监控,保障日常监管、隐患排查和应急救援工作的有效开展。各院区分管领导为网格总负责人,每网设网格长,每格设网格员,形成"院中有楼、楼中有网、网中有格、格中定人、人负其责"的管理局面。网格员负责检查安全隐患、公共设施、卫生、标志标识,收集职工和患者诉求并处理问题;网格长负责落实规定、明确分工、联络网格员、监督指导工作并上报问题。该规定公布了河医院区、东院区、南院区、国家神经疾病区域医疗中心(北院区)、服务延伸点(西院区)的后勤报修、设备报修、安全保卫、监督电话。该规定还详细列出各院区楼号、网格长、楼层、科室(病区)、网格员及联系电话,明确各区域管理责任人。

医院建立了工作日每天8:00同步视频晨会和院周会等线上、线下相结合的会议机制,有效解决了空间阻隔的同时,增强了院区、部门之间的沟通,更成为统一思想、推动党政决策贯彻实施的有力措施。在党委决策下,医院建立了中层领导干部"一站式值班主任"制度,要求全院副科级以上管理人员在各个院区交叉轮转值班,发现、上报、解决问题,一站式值班主任相当于该院区当天的代理院长,需于第二天晨会对该院区前一天的问题进行汇报,避免了因层层上报造成的信息延误和丢失,以便及时解决医疗服务过程中出现的现实问题,使多院区管理实现了明显的提质增效。

2.党委决策下的多院区组织架构重塑

多院区的发展往往面临着管理体系重塑的重大挑战,尤其是在管理层级、资源协调、决策机制、沟通效率等方面。管理体系重塑不仅是对体制性障碍的突破,更是提高医院的领导效能、资源分配精准度和医疗保障效率的重要步骤。在这种情况下,医院在原有"主院区-分院区-科室"的管理体系上,建立了明确的垂直管理架构(图4-9),从党建、临床医技、行政后勤管理3个方面,明确各层级的职责和权限,同时建立有效的沟通渠道,确保信息在垂直管理体系内的实时共享和及时传递,保障决策、执行和监督的高效性。同时,加强了横向管理,侧重于在分院区通过建立跨部门合作机制,健全责任清单,加强跨部门之间的协作与沟通,以提高整体运营效率。通过垂直管理与横向管理相结合,规范过程管理,充分调动部门间、部门内工作人员积极性,在决策机制、人员管理、岗位职责、工作流程等方面,实现管理的制度化、规范化、专业化和精细化。

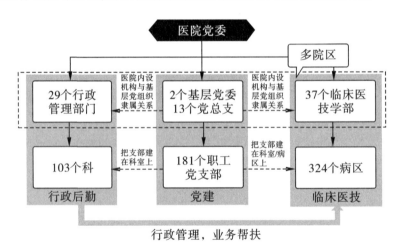

图4-9 郑大一附院组织架构框架简图

(1)以垂直管理为主 在多院区的管理模式下,医院实行同一个法人、同一套党政领导班子的垂直管理,确保党委领导下的院长负责制得以全面落实。通过划分领导班子成员责任分工、内设机构的调整与设置,党政分工协作,党建与业务两手抓、同步走,确保管理体系高效运行。在这一模式下,强调上级对下级的指导、监督和下级对上级的汇报、反馈。高层管理人员通过定期召开工作会议、听取汇报等方式了解中层和基层的工作情况,及时给予指导和支持;中层管理人员及时将高层的决策和工作要求传达给基层员工,并定期向上级汇报工作进展和存在的问题;基层员工要按时向上级汇报工作完成情况和遇到的困难,以便上级及时调整工作安排。

1)党建垂直管理。在党委的全面领导下,积极推动支部的调整和设置,调整后设立2个基层党委和13个党总支,分别联系医院各院区内设机构的181个职工党支部,如同一张覆盖全院的党建之网,确保党的声音自上而下响彻每一个角落,各项指令畅通无阻,推动党建与医院管理深度融合。党委成立制度修订小组,持续推进党建工作制度建立、修订、完善。各支部签订党风廉政责任书,开展"清廉科室""清廉团队"创建活动。刚性制度和柔性管理双管齐下,党员职工在自觉增强自我约束意识上作出先锋表率,坚定不移地推动医院全面从严治党向纵深发展。

2)业务垂直管理。医院在临床医技专科领域实施"学部制"改革,相邻学科整合后成立了 37 个临床医技学部,便于推进学科可持续发展和临床诊疗水平提高。各学部分别设学部主任、学部护士长,统筹多院区学部内垂直管理,便于协调整个学部资源,根据实际需要在各院区设科室的病区主任、病区护士长,后者在学部主任、学部护士长的带领下至分院区开展医疗、护理工作。

3)行政后勤垂直管理。医院将行政后勤各部门根据管理职责与业务划分,调整为 29 个行政管理部门,实施层级化管理。院本部和东院区均设置相应的下设科室,其余院区根据需求设置独立办公房间和工作人员,接受院本部的统一管理和领导,确保政令畅通、行政管理执行力得到增强。医院层面制定规章制度落实规范化管理,科室层面细化工作方案明确工作方向和职责划分。

(2)以横向管理为辅　在分院区的管理上,医院推行各院区分管院领导"AB 角"轮值管理,即分别选派两名院领导班子成员担任院区的主、副执行院长,执行院长既要履行本身的岗位职责,又要分管、统筹分院区的全面工作。分院区内部运行相对独立,执行院长属地化直接管理,汇报路线更短,决策速度快,管理效率更高。在这一模式下,分院区通常会建立一些跨部门的沟通协调机制,如定期召开部门协调会、建立项目小组、开展联合办公等,各部门之间需要密切配合和协作,及时交流工作进展、协调工作安排、解决工作中的交叉问题,提高工作效率和协同效果,以实现医院的整体目标。

1)党建横向管理。优化基层党组织设置,临床医技机构坚持"把支部建在学科上,把党小组设在科室上"的原则,以院区、科室、临近学科分布等因素设置独立或联合党支部,优先以院区为主,党支部横向联络该院区的各部门/病区,切实解决多院区党员时间难统一、支部活动难组织、政令不畅通等问题。当科室党员人数少时可以利用联合党支部的形式,使同一个院区就近工作的医生和护士形成一个党支部,或者使不同院区邻近科室医生形成一个党支部,既有利于党支部的集中学习和活动,也能打破科室之间的壁垒,促进医护之间或学科之间的交流(图 4-10)。

2)业务与党建深度融合。在临床医技学部统筹的基础上实行病区属地化管理,医疗业务相对独立,病区主任、病区护士长带领本病区医务人员开展医疗、护理工作。通过外引、内培,力争把党员培养成专家,把专家培养成党员,把党员专家培养成干部,促进科室人员综合素质的增强,为学科发展添砖加瓦。以党建为切入点,以一流党建引领一流学科,一流学科建设一流党建,通过支部建设、流程优化、技术创新、科研转化、人才培养等多种形式实现精细化、科学化、规范化管理,推动学科高质量发展,促进党支部建设。以"党建查房+座谈会"形式,对党建引领学科发展工作,科室学科现状、发展方向、发展规划进行指导,推动党建与业务深度融合。严格落实双带头人和双培养机制,党支部书记与科室行政干部一肩挑,党建与业务一起抓,积极开展党支部书记抓基层党建突破项目和主题实践活动,有效破解困扰基层党支部的重点难点问题,切实扛起支部党建第一责任,推动重要工作、重大项目和重点任务的完成。

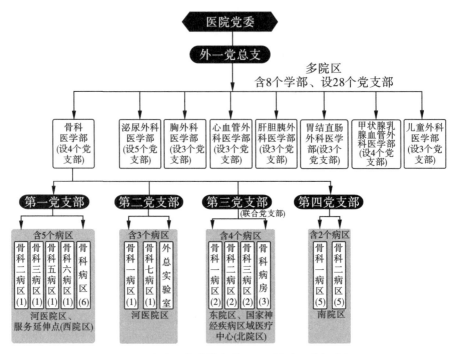

图4-10 分院区党建横向管理(以骨科医学部为例)

3)行政后勤横向管理。优化分院区党政管理部门运行机制,提高管理工作效率,加快推进医院向服务型管理转变。为避免院区增加所导致的行政架构臃肿及管理层级增多而使管理成本增加的问题,医院通过职能整合、精简组织架构的方式来实现横向管理。在新建院区运行初期,行政职能科室设置尽量精简,按照科学合理、精简有效的方式对行政部门进行革新,构建横向组织结构,在保证医院管理工作正常运行的前提下,将职能相近或关联紧密的部门进行合并,按需设岗、因事设岗,合理减少行政岗位的设置。实现人力资源的最优配置,使得行政组织紧凑而富有弹性,能够高效快速地实现管理职能。除党委办公室、医院办公室、医务处、护理部、门诊部、后勤保障处、信息处、医疗保险管理办公室外,其余部门进行相似职能"合并同类项",在南院区、国家神经疾病区域医疗中心(北院区)、服务延伸点(西院区)设立党委综合办公室、行政综合办公室,从而达到减少内耗、提高效率、服务临床一线的目的。基于医院党政领导班子日常办公地点在东院区,党委办公室、医院办公室等部门负责人固定在东院区;医务、护理、门诊、后勤保障、保卫、信息、医疗保险的日常运维以属地化管理为主,部门指派副职负责分管分院区该部门的业务,同时派驻本部门工作人员,执行各院区日常运行的管理职责。分院区职能部门对该院区"AB角"院领导负责,以简化部门垂直上报请示的流程,提高分院区的管理效率(图4-11)。

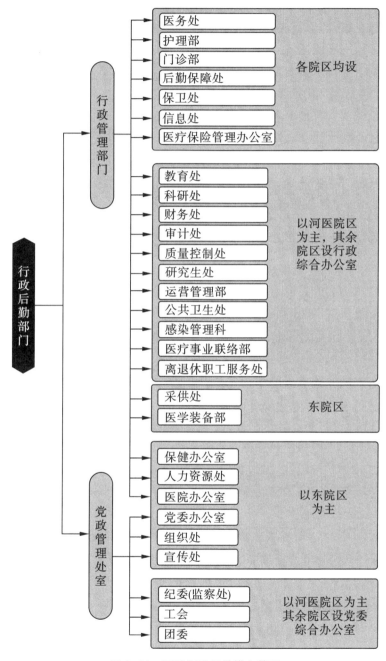

图4-11　医院行政后勤横向管理

4)职能部门与临床科室兼容协作。医院设定了职能部门对口"帮扶"临床医技科室,加强职能部门与临床医技科室之间的沟通,及时将问题解决在临床。协作是以"服务临床、高效协同"为核心,针对现存问题如行政流程烦琐、沟通不足及信任缺失等,精简审批程序并引入信息化系统提升效率,同时建立跨部门座谈会等非正式沟通平台,促进即时信息共享;明确双方职能互补关系,通过宣教和联合绩效考核(如将临床满意度纳入职能部门评估)强化协作意识;构建协同文化,定期开展跨部门交流与人员轮岗实践,增进相互理解;技术层面则依托信息化平台实现资源调配与数据共享的数字化闭环。通过流程优化、文化融合与技术赋能,可显著缩短行政响应时间、缓解部门矛盾,并提升医疗服务质量和应急能力,推动医院整体战略目标的达成。

总的来说,党委管总是院本部与分院区同一个法人、同一套院级党政领导班子,在同一个管理构架下运行,建立高效的指挥、动员、响应机制,全院的人、财、物、技术等核心资源的科学配置、精细管理和有效使用,并在党委领导下集体决策。在党委领导下,把管党治党工作与医疗、教学、科研、改革发展等中心工作有机地融为一体,形成以党建促发展,以示范带全局,党建、业务、文化互融共存、同频共振的生动局面。

(二)准确定位——院区主战

分院区作为优质医疗资源横向扩容的"示范窗口",通过同质化的扩容辐射、优化组合,整合本院区人力、物力、财力等医疗资源提供更高效、更优质的医疗服务。公立医院在规划分院区时,医院需明确分院区的功能定位、发展目标、建设路径三大主要问题,确保医疗资源布局要与区域发展布局相适应。地方政府履行办医主体责任,科学规划、引导优质资源有序流动、合理布局,同时综合考虑交通、人口、疾病谱变化等。

以院区为主体,院区可以根据当地患者的特点和需求,优化服务流程、改善就医环境、开展特色医疗服务等,增强患者的就医体验,提高患者满意度。同时,各院区之间也可以形成一定的竞争机制,促使各个院区不断提升自身的服务质量和医疗水平。在"院区主战"的模式下,分院区拥有更大的自主权,有利于各院区根据自身的学科基础和发展方向,制定个性化的学科建设规划,集中力量打造优势学科和特色专科。院区空间的扩展可以为人才提供更多的发展机会,便于医务人员在各自的院区积极开展临床科研和技术创新,提升医院的整体学科实力和人才竞争力。在多院区发展模式下,"院区主战"的"体"以核心院区为枢纽,通过资源整合、功能重构与生态联动,建立"主院区投入-分院区能力提升-收益反哺"的一体化管理模型。

1. 契合郑州市国家中心城市发展定位

郑大一附院"同城多院区"医疗集团式发展格局在国内独具特色,也是河南省内率先完成东、南、西、北、中五个范围布局的公立医院。在医院发展的全过程,始终坚持以公益性为核心,强化社会责任,不断完善各院区的功能定位,确保各院区的发展方向紧扣区域规划要求和当地居民的健康需求,支撑郑州国家中心城市建设的"东扩、西拓、南延、北联、中优"发展思路和"健康河南"建设(图4-12),在建设行动纲要中强化中原城市群带动作用,形成"院区-城市群"联动发展机制,通过医疗资源的跨域整合带动城市功能优化重组,促进产业链条的空间布局调整,实现公共服务效能提升与产业集约化发展的双重突破,努力实现"大病重病在本省就能解决"。

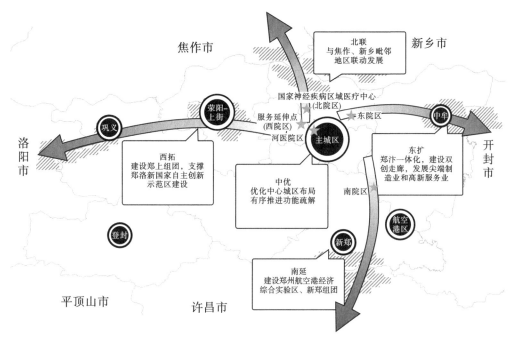

图4-12　医院多院区功能定位契合郑州国家中心城市发展定位

（1）河医院区的发展契合城市中优的定位　"中优"是指优化中心城区布局,有序推进功能疏解,降低开发强度和人口密度,提高产业层次,提升城市品位,强化金融商务、总部经济、国际交往、文化创意和都市休闲旅游等功能,建设环境优美、生活方便、交通便捷的现代化中心城区。配合城市有序推进功能疏解工作,对于一些非核心且占用大量空间的功能,可以逐步向周边区域转移。整合河医院区内的优势医疗资源,集中力量发展特色专科和疑难重症诊疗,提升核心医疗服务水平,降低医院内部的拥挤程度,提高运行效率。医院积极与基层卫生服务中心合作,建立全科基层实践基地,加强以全科医生为重点的基层医疗队伍建设,健全基层医疗卫生服务体系、提高了基层医疗卫生服务水平。在缓解三甲医院接诊压力的同时,显著提升社区健康管理能力,使居民在家门口即可获得连续性医疗服务,形成了"小病在社区、大病进医院、康复回社区"的良性就医格局。借助城市现代化发展的契机,大力推进智慧医院建设。利用大数据、AI、物联网等技术,实现医疗服务的智能化、便捷化。如开展线上预约挂号、远程医疗、智能导诊等服务,提高医疗服务效率,减少患者在医院的等待时间,进一步提升医院的综合竞争力。

（2）东院区的发展契合城市东扩定位　"东扩"是指继续推动郑汴一体化,建设双创走廊,有序发展尖端制造业和高新服务业,建成国际化区域金融中心、国际文化创意园、国际交往中心、创新创业高地、行政文化服务区、高等教育园区和现代体育中心。基于郑东新区对高端产业、人才集聚的吸引力以及国际化发展的需求,医院对东院区不断加大高端医疗供给,满足患者多样化、个性化的医疗需求;不断提升国际医疗服务水平,加强与国际知名医疗机构的合作与交流,引进先进的医疗技术和管理经验;培养和引进具有国际视野、精通外语的医护人员,为国际患者提供一站式服务。东院区位于郑东新区东三环与北三环交界处,临近交通枢纽,便于郑汴两地及周边地区患者快速就医,缩短就医时间成本;还可通过远程医疗、医疗联合体等形式,将优质医疗资源向开封及周边地区延伸,助力郑汴一体化医疗服务协同发展。东院区距离龙子湖高校园区 4 千米,与周边高校建立联合科研实验室和人才培养基地,共同开展医工交叉项目,同时吸引医疗上下游企业集聚,促进产学研深度融合,为打造区域医疗产业创新高地提供技术支持。

(3)国家神经疾病区域医疗中心(北院区)的发展契合城市北联定位 "北联"是指坚持统一规划、统一政策、统一管控,探索向北"跨黄河"与焦作、新乡毗邻地区联动发展,加强黄河两岸生态保护,建设沿黄生态经济带,加快一体化进程。借助便捷的交通网络,如高速公路、城市快速路等,缩短了国家神经疾病区域医疗中心(北院区)与毗邻的豫北地区的时空距离,为患者就医提供便利,是实现医疗服务跨区域辐射与拓展的前沿阵地;便于与周边医疗机构建立紧密合作关系,如开展医联体合作、技术帮扶、人才交流、科研攻关、拓展健康产业合作领域等活动,实现区域医疗合作与协同发展。结合区域发展需求和自身优势,国家神经疾病区域医疗中心(北院区)重点打造神经疾病特色的专科,引进先进的医疗设备和技术,培养和引进优秀的专科人才,提升专科的诊疗水平和服务质量,提高专科在周边地区的知名度。

(4)南院区的发展契合城市南延定位 "南延"是指高标准、高质量、高规格建设郑州航空港经济综合实验区、新郑组团,汇聚高端人才、高端产业、高端要素、高端商务、高端居住,建成国际航空大都市、区域核心增长极,推进许港产业带建设。充分发挥高精尖产业主阵地作用,因地制宜地培育壮大新质生产力。推动智能医学领域的技术创新、产品研发、成果转化和实际应用,充分发挥新技术的优势,推动医疗 AI 关键技术和产品的大规模应用及商业化。加快建设医药创新,建设"新药智造"产业高地。加强医研合作,一方面南院区可作为临床应用基地,为生物医药企业提供临床试验平台,加速科研成果转化;另一方面,南院区与航空港区内的医疗器械研发制造企业合作,开展新技术、新设备的临床应用研究,推动医疗产业创新升级。

(5)服务延伸点(西院区)的发展契合城市西拓定位 "西拓"是以规划建设郑上组团为抓手,发挥山水资源优势,打造"郑州西花园",与郑东新区相呼应,实现城市均衡发展,建设高端商务会议中心、高端装备制造基地、高新技术产业基地、新材料基地、通航产业基地、医疗康复中心、创新创业中心,有效支撑郑洛新国家自主创新示范区建设。随着位于中原区的服务延伸点开诊,其以"大门诊、小病房、强急救"的布局,进一步辐射带动中原区、"郑上组团"区域医疗服务水平持续提升。作为河医院区服务功能的延伸补充,服务延伸点(西院区)将有效缓解河医院区就诊压力,也促进了优质医疗资源在郑州市西部的扩容与区域均衡布局。

2.分院区功能定位不断完善

郑大一附院在建设发展过程中多院区功能定位不断完善,在保障民生基本医疗需求的基础上,重点强化急危重症罕见病救治,加强医院综合救治能力,各院区协同发展、相互支撑。从实践角度来看,集中专科优势、突出重点服务的分院区管理模式,在医院整体专科能力提升方面更具优势。从政策角度来看,对医疗资源基础条件不同的地区建设分院区符合区域卫生规划布局要求。同时,分院区发挥优势学科群,探索以重要系统、重点器官、重大疾病为核心的中心化建设,形成新模式、推进新提升。

(1)将河医院区打造成为复杂疑难急危重症综合诊治中心　河医院区建设历史悠久,诊疗科目最为齐全,拥有国内一流的医疗专家团队,涵盖各个医学专业领域以及众多国内知名专家,如张效房、李树新、孙莹璞、张毅、韩新巍等,不仅解决了疑难重症患者的救治难题,还使得河医院区在区域医疗中的辐射力显著增强,吸引了大量省内外患者。目前医院重症医学建设已形成体系,包括呼吸重症(RICU)、综合 ICU、儿童重症(PICU)、急诊重症(EICU)、心血管内科重症(CCU)、神经 ICU、麻醉科重症(AICU)、外科重症(SICU)、新生儿重症(NICU)、神经外科重症(NCU)、心脏外科重症(CSICU)等全院 27 个重症病区;同时建立了多专业背景的重症医学团队,实现救治模式由收治常见病、多发病向提高急危重症和疑难疾病救治水平和成功率改变。

在科研创新上,医院投入大量资金用于科研基础设施建设,多年来依托省部共建食管癌防治国家重点实验室、互联网医疗系统与应用国家工程实验室、移动医疗技术与服务国家地方联合工程实验室等国家级科研平台,以及河南省肿瘤免疫与生物治疗重点实验室、河南省精准临床药学重点实验室等省部级平台,承担了多项国家级、省部级科研项目,产出大量前沿医学成果并快速转化应用到临床,提升了院内医疗技术迭代的速度。2024 年 3 月,河医院区科研教学大楼竣工并全面交付使用,楼内配备有先进的手术室、病房、教学培训平台和公共科研平台等设施,进一步完善了河医院区的教学和科研用房基础设施。

在教育教学层面,河医院区毗邻医学院,依托深厚的学科积淀、前沿的科研平台以及丰富的专家资源,侧重于疑难病症诊治教学与学生科研能力培养,每年培养大量医学本科生、研究生以及进修医生、规培医生,为河南省乃至全国源源不断地输送医学各专业人才。

(2)将东院区打造成为国际化综合院区　东院区立足于服务郑东新区高端产业人群的实际需要和与国际化接轨发展需求,在强化院区综合救治能力基础上不断加大高端医疗服务供给。2019 年国际医疗部开诊,精准定位特需医疗服务人群,创建医疗直付合作就医模式;优化坐诊专家团队,持续引进顶尖的医疗专家和学科带头人,尤其是在疑难病症、前沿医学技术领域有突出成就的专家,定期邀请专家来坐诊、讲学,提升国际医学部的医疗技术水平和学术影响力。2023 年建成的河南省保健中心,为省直部门保健对象提供"个性化、人性化、智能化"一站式医疗保健闭环服务。在国家紧急医学救治队(河南省首支、全国第 18 支国家队伍)前期的良好工作基础上,2022 年 5 月,经国家发展改革委、国家卫生健康委批准,一附院正式纳入国家紧急医学救援基地项目第一批储备库,设置可转换床位500张,重症床位50张,在公共区域设置扩充救治单元。这为适应当前我国突发事件紧急医学救治工作的实际需要,构建陆海空立体化协同救治体系,进一步提升国家和河南省紧急医学救治水平和能力,满足重特大突发事件应对需求具有非常重要的作用,也可以更好地为郑州市建设国家中心城市提供保障和支撑。

在科研平台布局上,东院区紧密围绕医院学科发展需求,建有国家卫生健康委员会脑血管病防治重点实验室、河南省消化器官移植重点实验室、河南省慢性肾脏疾病精准诊疗重点实验室、河南省生殖与遗传重点实验室、河南省遗传性心血管病医学重点实验室、河南省磁共振功能成像与分子影像重点实验室、河南省消化肿瘤影像重点实验室、河南省慢病防治与智慧健康管理重点实验室、河南省数字影像与3D打印技术临床转化工程研究中心等多个省部级研究平台,为加强医学科技创新、促进高水平成果产出奠定基础。

在教育教学方面,东院区布局了国内一流医学模拟中心,设有客观结构化临床考试(objective structured clinical examination,OSCE)考站区、腔镜模拟中心、灾害模拟区和多媒体教室区四个区域,配备有高仿真生理模拟人、腹腔镜及关节镜等高端模拟设备,从极端情况的紧急救援到多种手术的操作过程,逼真的场景模拟演练可为全院师生提供全时段、全方位的技能培训服务。

(3)将北院区建设成为国家神经疾病区域医疗中心 北院区秉持"大专科,小综合"的发展战略,以国家神经疾病区域医疗中心为中心,提前布局基础设施建设、人力资源储备、大型设备匹配、门诊学科设置,推动项目早建成、早投用、早受益,以尽早实现与北京天坛医院管理、技术和品牌的"三个平移",打造"成规模、成体系、成品牌、成辐射力"的国家级神经疾病区域医疗中心,成为引领河南、辐射全国的神经疾病医疗服务"高地",让优质医疗资源沉到底、落到位,使郑州及周边地区患者在郑州即可享受到国家级优质医疗服务,同时加强神经专科联盟和远程医疗网络建设,最大限度地减少患者异地就医、跨区域流动,努力实现神经疾病"大病不出省"的要求。

未来国家神经疾病区域医疗中心(北院区)将继续完善国家卫生健康委员会"委省共建脑血管病防治重点实验室"、河南省脑血管病重点实验室、神经系统疾病应用基础实验室等科研平台建设,同时完善国家神经系统疾病临床研究中心河南分中心建设,全面提升国家神经疾病区域医疗中心(北院区)医教研综合实力。

(4)将南院区打造成为立足郑州航空港区、辐射豫东南的在外科、急救、肿瘤、血液领域表现突出的现代化综合医院 南院区立足于服务航空港高端产业人群的实际需要和国际化接轨发展需求,不断完善院区综合性医院的优势专科和学科布局,强化院区急危重症救治能力,打造高水平肿瘤综合诊疗平台、高水平河南省血液病医院,提供高端医疗服务,布局质子放疗中心、国际医疗中心、研发攻关中心、临床试验中心(GCP病房)。同时,借助省医学科学院、省中医药科学院、中原医学科学城、郑州大学河南医学院(新校区)建设契机,推动政、医、校、企高效协同联动,开展医疗新技术、新设备的临床应用研究,加强医学科技创新和成果转化,推动大健康产业创新升级。

(5)服务延伸点(西院区)按"大门诊、小病房、强急救"的定位构建多维诊疗体系　在运营架构方面,通过院本部垂直化管理实现优质医疗资源下沉,开诊运行后将充分发挥医院的人才、技术、设备、服务、管理等综合优势,重点建设"胸痛中心、卒中中心、创伤中心、高危孕产妇救治中心、高危儿童和新生儿救治中心"五大中心,强化急危重症救治的同时,着力实现各学科和亚专业门诊全覆盖,为广大患者提供优质、高效、便捷的医疗服务。

服务延伸点(西院区)的建立能够大大提高突发事件医疗应急扩容能力,特别是在河医院区常态化患者数量高位运行的前提下,该服务延伸点布局急诊医学科、重症医学科、康复医学科,能及时有效地协助河医院区应对大批量伤病员的分流、抢救、手术、康复等全流程救治。

3.院区主战建设路径

(1)资源前置配置　在分院区的管理上,根据系统工程学理论,分院区在建设运行之初按照综合医院的标准对人员、设施、设备与空间进行科学合理的规划和配备。比如,由主院区提前招聘、储备与培养人才,避免分院区开业导致"人才短缺";通过主院区输出医院管理、学科建设、运营、信息、党建、文化等,快速推进分院区实现管理同质化,为保障医疗同质化奠定基础;提前在分院区配置与主院区相同的信息系统,便于实现多院区业务申报及流程审批的同一性,保障信息的互联互通。在服务模式和标准上进行统一,设置相同的管理制度、诊疗规范、服务质量、培训与考核标准,如各院区挂号、收费、诊疗、检查、取药等流程,推动分院区与主院区跨院区共享医技辅助科室,方便患者就医。

在组织架构重建上进行横向管理,减少多院区管理层级,提高统筹效能与执行效力;在运营管理上,结合分院区不同发展阶段设定绩效考核方案,体现各院区绩效分配的公平性,将成本控制落实到各院区科室等基本单元;在后勤综合保障上,建立互联互通的信息化平台,建立物资统一采购、统一配发制度,开通职工、患者在院区间往返的交通车等,推动分院区实现"品牌""技术"平移。

(2)标准共建　分院区按照综合医院标准进行配备,可使分院区较早地具备提供从常见疾病到复杂疑难病症的诊断、治疗和预防保健服务的能力,尽量避免因学科设置不全而导致患者无法收治或跨院区转运导致病情延误情况。在面对突发公共卫生事件如传染病疫情、重大灾害事故等时,符合综合医院标准的配备能够使分院区迅速启动应急响应机制,具备收治各类伤病员的能力,在人员、设施、设备和空间等方面都能满足应急医疗救援的需求,有效缓解总院及其他医疗机构的压力,为公共卫生安全提供有力保障。在"院区主战"战略导向下,医院通过标准共建构建区域协同医疗新模式。

(3)"战建"衔接　分院区在做好日常医疗服务的同时,应当做好"战建"衔接工作。根据医院确定的该院区功能定位,在分院区的权限范围合理调配医护人员、床位、诊室、设备等有关资源,协调相关专科围绕群众需求积极开展医疗服务。做好"战建"衔接需要主院区各行政后勤部门摒弃部门利益和权力壁垒,牢牢把握"全院一盘棋"思想,以更好促进分院的协调发展。

例如,将南院区整体设置为"平急结合"院区,发生重大疫情时做到"应急响应、快速转换",重大疫情收治能力达到 2000 人,其中重症收治能力不少于 100 人,从而起到阻击突发重大传染病疫情的关键作用;在疫情常态化防控时期,补齐公共卫生硬件短板成为优化医疗资源配置的重点工作。立足"平时"可持续运转,规划打造"强专科、小综合"院区,上线智慧医疗服务,满足航空港区居民健康需求;布局临床研究中心、实验动物中心、生物样本库等科技创新与成果转化场所集群,补齐医院科研硬件资源短板,实现以"平"养"急"、医研融合。

立足"同城多院区"新时代,"院区主战"是以院区为主体,根据自身特点、优势及所服务区域的需求,相对自主地进行医疗服务的组织、资源的调配、学科的建设;将属地化医务人员、医疗设备、医疗技术整合起来,攥指成拳,保障本院区患者的安全性及应急救治能力,提高该院区"单体作战"医疗服务效能。

(三)协同发展——学科主建

院区"扩容"使专(学)科发展有了更广阔的平台和空间,郑大一附院在分院区建设中聚焦生命健康领域国家重大战略,抢抓医学前沿交叉领域,加速推进医科与文理工科等交叉融合,进一步凝练学科方向,打破学科边界,形成优势学科横向辐射带动、纵向深入发展的重点学科研究方向群的同时,扶持打造新兴潜力学科,充分利用互联智能、临床大数据等优势塑造学科发展的新引擎。

1. 临床专科"学部制"改革

郑大一附院于 2022 年开始探索临床医技专(学)科"学部制"改革,是按照医学学科门类或学科群归类,进一步统筹科室、科研单元开展学科建设,形成学科综合优势。

(1)"学部制"有利于管理碎片化的整合 为破解多院区运行过程中平行科室间资源横向流通的发展瓶颈,结合临床重点专科建设需要,医院破除了原有的大内科、大外科、大医技等 7 个大部制建制,大力推行临床医技专(学)科"学部制"改革,整合后设置 37 个学部(图 4-13),同时从管理架构上明确学部与基层党组织隶属关系。学部设"部务委员会"研究决策学部发展的重要事项;实施"学部主任负责制",统筹协调学部内各科室、病区和科研单位围绕学部发展任务有序协作,开展医疗、教学、科研、预防工作,学部主任是本学部医疗质量与安全管理的第一责任人;学部护士长在护理部、学部主任领导下全面负责学部的临床护理、教学、科研及在职教育的管理工作,是本部门护理质量安全与部门安全的第一责任人。

"学部制"改革后,设置健全的学科体系,科学设置亚专业和亚专科,开展核心技术管理和技术准入。例如,神经外科医学部整合前,有 8 个病区,分布于 3 个院区,各自为战。2022 年在党委决策下,学部整合,隶属于外二党总支,明确神经外科医学部以院区为单位,设立 3 个党支部。同时,布局学科亚专科建设,将神经外科细分为颅底肿瘤、胶质瘤、脑血管病、脊髓脊柱、小儿神经外科、颅脑创伤与重症、周围神经外科、功能神经外科等 8

个亚专业,并建立亚专科疾病医疗团队,明确专科技术发展方向,提高精准诊疗（图 4-14）。

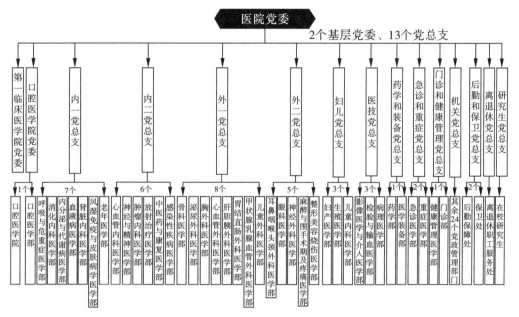

图 4-13 医院内设机构与基层党组织隶属关系

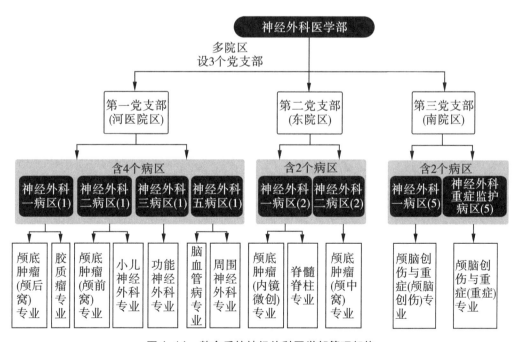

图 4-14 整合后的神经外科医学部管理架构

以多院区运行过程中平行科室间资源横向流通的"学部制"为"线",打造相关学科群矩阵式联动的"面",通过资源共享与能力互补形成"1+1>2"的聚合效应。医院学术委员会凝练规划了8个优先发展的学科方向:恶性肿瘤发病机制研究与临床转化、生殖及遗传性疾病防治、代谢性疾病研究与临床转化、眼部疾病发病机制与精准治疗、感染性疾病预防与治疗研究、精准手术治疗与机器人应用、精准临床药学与新药研发、数字医学。具体实践中,通过共建共享科研平台(生物样本库、临床数据中心)等方式,打破学科壁垒,催生创新增长点。

（2）"学部制"有利于人力资源整合与调配　人才是学科高质量发展的新动力,人员的合理流动可以保证院区间人员知识和技术水平的统一,避免因为工作环境及服务对象的不同而导致院区间医疗质量差异的扩大化,尤其是对于年轻的医务人员,合理的流动对获取更全面的专业知识与技能,促进服务理念的沟通与交流,达到同质化要求具有重要作用。

医院实施医疗组长负责制,医生的资质准入与分级授权由医生提出申请,学部主任审核后,上报医务处备案。截至2024年底,全院共设立741个医疗组(随实际工作情况动态调整),通过健全制度保障、完善工作机制,初步实现学术有专攻、专病有专治、人才有梯队的良好局面,为临床诊疗提供专业保障。医疗组调整权限归属于医务处,除了每年的两次动态调整外,其他时间根据学部工作要求及部分医师进修、下乡、规培轮转回科情况进行动态调整。每月月末及时把医疗组更新情况报送运营部。各学部结合本学部实际运行情况,根据亚专科设置情况,制定学部特色病区负责人轮转机制和规则,上报医院备案。统筹安排业务骨干、青年医师实行病区/院区间轮转,轮转周期原则上不低于一年,已固定亚专业方向的人员,在相同亚专业病区间进行轮转。学部内护理人员在不同院区间的调动,需报护理部审核后进行流动,确保各院区专业技术及护理服务的均衡性和高效性,同时保障紧急状态下护理人力资源的有效调配。

对于门诊医师管理,根据多院区功能定位,门诊部协同各临床医技学部主任,将坐诊医师排班调整权限交给学部主任。学部实施各院区门诊医师和互联网门诊一体化管理,由学部主任审批后再由门诊部执行。完善各院区监督检查的长效机制,门诊部加大对门诊医生的监督管理,定时考核上岗出勤情况,规范接诊秩序,做到一医一患;严把停诊流程,杜绝科室随意更换门诊专家现象,保障患者就医。坐诊医师请假停诊应至少提前一个工作日在医院自动化办公(office automation, OA)系统中流转,经科主任、学部主任、门诊部审批同意之后方可执行,同时上报医务处备案。门诊医师坐诊要求指纹签到,门诊部派专员进行现场抽查查岗,每月考核门诊医生准时出诊率、停诊率、门诊病历质量等,定期将督查及评价结果在OA上进行通报反馈,并纳入月度绩效考核。另外,将门诊部办公室联络员分组包干,对接各学部主任,开展与学部的"一对一"式服务,及时传达医院最新工作部署及政策,并定期到联络学部调研,收集反馈各学部问题及需求,做好门诊相关工作。加强门诊坐诊医师的准入管理。正式聘任的主治医师及以上专业技术职务任职资格的医师,由个人申请、学部主任审核、医务处核准备案,方可承担普通门诊接诊工作。正式聘任的副主任医师及以上专业技术职务任职资格的医师,由专家个人申请、学部主任审核、医务处核准备案,方可承担专家门诊接诊工作;专家门诊原则上每年3月份调整1次。

(3)"学部制"有利于科教平台的整合 "学部制"改革打破了传统学科之间的壁垒,为科教平台整合提供了资源,形成学科育才的实体支撑。以往各科室往往专注于自身领域,学科间交流合作受限,难以形成攻克复杂医学难题的合力。"学部制"改革优化了资源统筹规划与调配,显著提高了科教平台的运行效率。在人力资源方面,学部根据学科发展需求和科研项目任务,合理调配医护人员与科研人员,充分发挥其专业特长,避免人才闲置。物力资源上,学部内集中建设和共享大型医疗设备、科研实验室等基础设施,提高设备利用率。医院制定了《大型科研仪器设备开放共享管理办法》,建立科研仪器设备开放共享预约和服务平台,各科研实验室大型科研仪器设备全部纳入设备预约平台管理,实现开放管理、服务、监督、评价的有机衔接,以及科研实验室的智能化管理。科研仪器设备开放共享工作实行医院、学部、科研实验室三级管理体制。

(4)"学部制"有利于提升"院办学"水平 2024年为深入贯彻落实郑州大学深化医学教育体制机制改革实施方案文件精神,强化附属医院办学实体,提升医学人才培养质量,纵深推进临床医学一流学科建设,依托一附院成立第一临床医学院、口腔医学院2个二级学院并开始独立招生。医院层面设立第一临床医学院党委、口腔医学院党委2个基层党委,全面负责学院的党建工作。依托学部成立系、教研室,由学部主任担任主任。成立医学教学督导委员会,完善基层教学组织,加强教学督导。"学部制"按照学科群建制,是邻近学科的有机组合,能够建立起学科间的普遍联系与共同协作,便于发挥群体优势,依靠多学科有效地协同解决关键问题。"学部制"改革有利于提高人才培养与科学研究的质量;有助于提高治理效能,落实教授治学,调动大多数师生的积极性和主动性;有助于加强基础学科、新兴学科、交叉学科建设,提高学科建设质量;有助于高水平合作办学,切实推进科教融汇。同时建立学科建设反哺机制,将"人才孵化"的青年医师纳入学科技术攻关团队,参与学科创新等实践,形成"学科聚才、平台砺才、项目炼才"的共生生态。

2.亚专业技术创新

随着医学科学的迅猛发展和医疗专业分支的不断细化;当疾病谱发生改变,常见疾病的病种和患者数量都发生了明显的变化,为了应对新的需求和挑战,亚专科不断被催生、被强化,专病专治已成为诸多医院专科布局的重要方向。"学部制"改革后,通过建立涵盖学科定位、资源配置、绩效评估的"学科评估矩阵",实施动态调整的学科分级支持政策,配套建设医工交叉创新平台、转化医学中心等差异化载体。制订医院临床专科评价实施方案,在参照国家卫生健康委员会颁布的《医疗机构诊疗科目名录》的基础上,综合考虑专科病种在医院的覆盖面,以是否涉及手术为标准,遴选出42个专业。结合国家卫生健康委员会发布的评估能力通用指标和医院实际情况,制定了包含医疗、教学、科研3个维度的指标。共有服务能力、技术能力、质量安全、服务效率、教学能力、科研能力6个一级指标。在医院学科建设实践中,"一科一策"精准化发展模式通过差异化策略激发学科潜能:针对心血管内科构建"急诊介入-重症监护-智慧康复"全链式发展体系,配套建设胸痛中心标准化流程与 AI 辅助决策系统;肿瘤学科聚焦多模态诊疗技术整合,建立基于分子分型的个性化治疗路径及临床研究型病房。

通过科学设置亚专业和亚专科,开展核心技术管理和技术准入。作为学科发展的"点",亚专业和亚专科代表的是具有核心竞争力的研究方向或关键技术突破。通过集中资源培育特色领域,打造学术尖峰。基于《医院高质量发展的三年行动计划(2022—2024年)》,神经外科医学部经过近半年的研讨,广泛向外界征求意见,将神经外科细分为颅底肿瘤、胶质瘤、脑血管病、脊髓脊柱、小儿神经外科、颅脑创伤与重症、周围神经疾病、功能神经外科 8 个亚专业,完善了神经外科诊疗领域,建立了专科疾病医疗团队,明确了技术发展的方向,以提高精准诊疗服务水平。

在亚专科建设的过程中,以北院区建设国家神经疾病区域医疗中心为契机,对标天坛医院,加快发展步伐,多开展新技术新业务,多研发新方法,多引进新理念,打造更有凝聚力、更加团结的团队,努力迈进全国一流学科的行列。同时还将部分资源用于新兴学科、交叉学科的探索性建设,集中力量构建科教平台,与高校合作开展学科实验教学平台建设和科研成果转化与应用。在医院学科建设与技术输出的协同发展中,通过构建"学科引领-技术辐射"的循环生态,实现优质医疗资源的价值转化与区域共享。

亚专科建设是学科建设的重要组成部分,是学科进一步"做专、做精、做强"的重要路径。各亚专科向医务处提交多学科协作诊疗备案表,准确地填写表内各项信息,方便院内多学科协作诊疗的顺利开展以及职能部门对于各科室的综合考核。医务处每半年召开一次院内多学科、亚专科协作诊疗交流会议,推动多学科协作诊疗的发展,加强跨学科平台建设。对不按规定配合院内多学科协作诊疗的科室或个人进行通报批评。在医疗技术、实验平台等方面投入资金,强化亚专科发展所必需的公共实验平台和学科科研及转化平台。在人才引进和培养方面,进一步加大支持力度,在人才外部培养计划申请、出国进修等方面予以重点倾斜。在新设备采购、新技术应用等方面,在完成必要性需求认证后,对亚专科予以倾斜和优先支持。

3. 专业人才定位

从医学生到医生,培养周期较长,经历医学院校教育的毕业生只是医生的"半成品",确保合格的医学人才走向临床岗位才是关键。医学生要成为住院医师,毕业后必须接受为期 3 年的规范化培训,重在掌握各科常见慢性病、多发病、常见急重症、共病诊治、合理用药与预防的综合应用,并实践相关临床技能。而专科医生由于分科过细,其知识范畴过于狭窄,看病习惯于首先考虑本专业的疾病,不能全方位地考虑患者,容易导致误诊或漏诊疾病,也不能有效解决患者多系统疾病的问题。

为进一步完善临床专科管理制度和运行机制,创新专科人员管理,激活专科内生动力,以临床能力为核心,围绕专科技术带头人和核心专家打造临床团队和人才梯队,医院在实践中摸索出一条完整的、符合医学人才"由浅入深""由宽到专""先全科、后专科、再专病"成长规律的培养链条,着力突出低年资医师全科化、中年资医师专科化、高年资医师专病化的"金字塔"形人才结构(图4-15)。

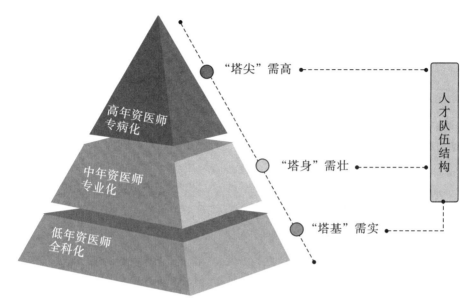

图4-15　学科"金字塔"形人才结构

低年资医师作为"金字塔"形人才结构的"塔基",塔基需实,通过建立多层次、多渠道培训体系,使人力资源转化为人才资源,扩大低年资医师的数量规模,"扩基"使金字塔底座宽度变宽。具体来说,"低年资医师全科化",是指在医师进入科室/专业后,在专业培训上求宽而不求深,注重培养医师知识和技能的全面性;在深度上把握常见病、多发病的诊断和鉴别诊断,特别在物理诊断、影像和检验结果的识别以及"三基"方面多下功夫。在临床实践工作中,有高年资医师、中年资医师进行传、帮、带,使其更全面地了解各专科疾病特点,学习各种疾病诊治的新技术、新项目和适应证,知道哪些疾病适合全科治疗,哪些疾病应进行专科处理。"低年资医师全科化"培养使住院医师、低年资主治医师具备全科-专科整合性临床思维,能独立处理常见病慢性病、亚专业常见疾病及某些疑难病症,同时具备一定的科研和教学能力,提升专科专病医疗服务质量。

中年资医师作为"金字塔"形人才结构的"塔身",塔身需壮,通过培养适应专科临床需求的高层次应用型专业人才,"壮身"使金字塔充实中坚力量。具体来说,"中年资医师专科化",是通过重点加强专科相关专业知识和临床实践技能训练获得扎实的专科临床工作能力,使之能够独立、规范地承担本专科常见多发病和疑难重症诊疗工作,有能力参与多系统复杂疾病的诊疗,具备较高的管理、临床理论水平以及临床研究能力,能对下级医师进行业务指导。医生找到了自己的专业与主攻方向,通过不断积累随访资料和专病诊疗经验,在技术上精益求精,成为"一专多能型"复合人才。

高年资医师作为"金字塔"形人才结构的"塔尖",塔尖需高,通过引进高层次人才、引领和培养中年资医师能力提升等手段扩充顶尖人才力量,"拔尖"使金字塔的高度增高。具体来说,"高年资医师专病化"是指这一领域的权威专家或者造诣非常深厚的高年资医师,能真正地明确自己的研究方向与发展目标,彰显出自己的专业化特色,并最大化地挖掘高层次医学人才的发展潜能,专注于治疗"专病"疑难杂症及罕见病。通过联合专家门诊、专病中心、MDT 形式,研究方向是某一种或者多种疾病,且经过长期的临床研究与实践应用,创建特色、个性化的诊疗模式。同时,高年资的医师还应往"临床科学家"方向努力,在临床实践中发现真正的科学问题,通过科学方法、科学技术来研究和解决这些临床问题。在此基础上,把临床实践中凝练出的科学方法、成果转化为专利或产品,最终再推广应用到临床治疗上,服务更广泛的患者,成为"多专多能型"复合人才。高年资医师专病化是医院学科建设"点"的具象化实践,通过聚焦专病领域,将医师的临床经验转化为学科特色与竞争优势,实现"一病一专、一专一精"的差异化发展格局。其核心在于以专病为支点,撬动医疗质量提升、资源精准配置与患者口碑沉淀。

人才培养是个系统工程,需要协调统一,从而构成一个有机的整体,实现人才队伍效用的最大化。金字塔纵向向上发展使高度增高,横向向外拓展使宽度加宽,各层次比例适当,人才队伍人尽其才,不断优化人才结构,才能实现人才队伍效用最大化,从而促进专科技术创新发展。

总的来说,"学科主建"是实施专科建设与管理的"一体化",将分院区专科作为主院区专科的"平行病区",通过"学部制"管理,打造具有特色和竞争力的学科体系,促进各院区之间形成有效的学科互补、协调发展,让"院有重点、科有特色、人有专长",既有效避免了院区间恶性竞争的可能,又能避免重复建设导致的医疗资源被稀释、摊薄。通过"学部制"管理,建立统一的临床路径、诊疗规范及质控指标,依托医院信息化平台实现检查检验结果互认、电子病历跨院区调阅,打破院区间"数据孤岛";学部内推行专家团队轮岗、技术帮扶和远程协作,确保人力与技术能力均质化;借助绩效考核,激励院区间主动对标优化,辅以动态更新的培训机制与患者满意度反馈,实现医疗质量同质化,让患者无论身处哪个院区,均能获得可预期、可信赖的同等优质服务。

第三节　人力资源统筹管理

多院区医院管理幅度较单体医院大为拓宽,人员流动带来的人员成本控制复杂性增加、人才队伍培育和人力资源共享难度加大、高层次人才与专家资源被稀释等问题,使得人力资源管理难度明显增加,供需矛盾短时间内难以缓解。多头管理导致管理权限及组织架构不明晰,院区之间人才不均衡现象突出。频繁地轮换会给职工造成一定的心理压力,降低医护人员对院区的归属感。由于新院区建设之初工作量较低,绩效水平与院本部有较大差距,会使前往新院区支援的医护人员产生抵触情绪。

针对以上公立医院一院多区人力资源管理中存在的难点,要构建合理高效的多院区人力资源管理模式,全方位建立人才引进机制、激励机制和配置机制。通过基于需求调配人员,加强对新院区人才调配的支持力度。通过分析业务周期和岗位负荷数据,精准识别人力需求缺口;设定轮岗计划,员工跨科室/岗位学习,掌握多领域基础技能,成为复合型人才,需求调配解决即时效率,定期轮岗聚焦长期能力,二者通过数据联动、技能共享和制度设计形成闭环。既保障了人力资源的弹性响应能力,又构建了人力资源持续发展的生态系统,最终实现组织效能与个人成长的双赢。

一、同质化人才引进

在人才管理上,医院在各院区实行统一招聘、适当轮转、统筹调配。医院根据科室实际情况统一制订招聘计划实施招聘、统一安排岗前培训,考核合格后分配到岗。科室按照新老搭配、强弱搭配的原则,在确保医疗安全和医疗质量的前提下,充分考虑各院区科室工作运行情况,保障人员配置。拓宽人才引进渠道、优化人才培养机制、强化人才储备和队伍建设是解决人才资源不均的重要途径。把人才队伍建设做大做强才有空间推动多院区的发展,拥有一支高质量、高水平的医护人才队伍才能有效确保各院区医疗水平提高、服务质量提升。院内应制订相关培养计划,抽调各梯队人才在院区间学习、交流与工作,加快各院区人才梯队的建设。同时,可以通过加强与地方政府合作,发挥好人才引进政策,着眼于世界一流、国内顶尖的高素质人才,实行一人一策的特别引进,尤其是针对具备潜力的青年人才,推动人才培养机制优化,破除人才发展体制机制束缚,加快打造人才高地,推动形成良性循环。

医院制定面向海内外引进高层次人才实施办法,实施人才战略,引进临床、科研、教学、管理及复合型人才,分全职和柔性引进两种方式,人才分为国际顶尖、国家级领军、国内一流3个层次,人才引进与上级政策衔接,遵循从优不重复原则,公开选拔、合同管理、目标考核。多院区模式下人才队伍建设核心在于高水平人才队伍的扩大及各院区之间人才的流动和发展。基于此,一方面需要通过灵活的人才引进政策,吸引高水平医疗人才,以扩大人才资源,应对被"摊薄"的风险;另一方面则需要建立完善的激励机制,通过医护轮转、院区交流、后勤保障,促进高水平人才在不同院区之间流动,保障同质化高水平服务。

二、加强新院区人才调配

以匹配院区的功能定位为导向,聚焦医疗资源配置的均衡性和合理性建设,有效平衡分院区人力资源规模和结构、人力资源的品质、人力资源管理效率三者之间的关系,以达到实现效率产出最优的目的。分院区筹建阶段,制订了分院区人力资源储备配置计划和人才队伍建设规划方案、人员保障计划等专项管理制度;核定分院区人员岗位数量,由医院统一招聘和调配分院区人员,优先满足核心岗位人力资源需求。医院制定统一的院区调配管理制度和审批流程,科室按程序进行审批后,统一由人事部门进行院区间人员调配。

临床医技科室多院区同质化管理,学部主任负责学科建设、医疗质量、人力资源调配等。由学部主任甄选成熟专家派驻新院区开展技术指导和新建科室管理工作,带领新院区学科同主院区同质化发展。将新院区年轻医务人员选派至主院区进行同质化培训学习,形成合理的人才流动机制,迅速提升新院区年轻医务人员业务水平。充分利用好远程信息化平台,通过线上教学、病例讨论、远程会议等形式,加强新院区与主院区的互动,逐步实现新院区与主院区学科建设、人才质量、医疗水平的同质化。建立多院区间人力资源轮换模式,多院区人力资源轮换模式包含专职固定和短期支援两种。专职固定指在相对固定的时间专职派驻在新院区开展新院区建设的科室骨干,承担推动新院区学科建设、学科技术骨干和学科管理综合职责,同时兼顾担当不同院区间联系纽带的角色;短期派驻是指专门为解决新院区某一特定问题而专职派驻的专家,如新诊疗技术的开展和推广、定期开展手术门诊等。通过"新老结合,以老带新"的方式,避免新院区技术力量跟不上;同时,根据床位开放情况,人员采取分期到位计划。低年资医师、护士、技师、药师及管理人员相对固定,医疗专家采取轮班制,坐诊和病区管理周期不少于1年。分院区建设前期,安排知名专家坐诊和手术,引流患者,培育知名度;建设中后期,结合高年资专家意愿,培育稳定的专业技术团队,形成差异化医疗特色。同时,实行管理干部院区之间轮岗,打破部门"地盘"观念壁垒,提升管理执行力。

在分院区建设初期,北院区和南院区的医护人员与河医院区、东院区的医护人员在学历、资历、技术方面存在较为明显的差异。为此,医院制定了新的医生坐诊制度、护理人员轮转制度。医生、护士、研究生、实习生和委培人员分别由医务处、护理部、研究生处和教育处统一调配,通过各个职能部门的协调管理,将河医院区、东院区的医护团队与南院区、北院区的医护团队交叉调配,用合理的人才储备和人才培养保证不同院区医疗质量的同质化。同时,医院定期召开医疗培训、案例教学、疑难病例讨论、MDT会诊等会议,通过线上、线下相结合的方式,促进各院区之间的合作与交流,确保各院区人才共同进步、共同提高。在东院区开诊前,人力资源方面,在一个科室一个主任的原则上,东院区每个科室配备一位主要负责人;各学科提前2年储备了医、护、管理人员2000名,其中医生800名、护士1200名,仅副高及以上职称者就有500余人,硕士及以上学历者260余人,并组织进行科内培训。

三、基于需求调配人员

基于历史就诊数据的周期性分析,医院就诊患者呈现显著规律:冬季呼吸道疾病与夏季胃肠道疾病高发期,呼吸科、消化科等科室压力骤增;农忙时节住院患者量下降,非紧急治疗需求减少;学生假期则集中涌现儿童及青少年患者,儿科、眼科、口腔科就诊量显著攀升。为应对周期性波动,医院通过动态人力资源部署优化服务:提前预测高峰期,灵活增设弹性班次;农忙时调配住院部医护支援门诊,学生假期针对性扩充儿科及专科门诊资源,并开展跨科室协作。同时结合智能分诊系统分流患者、招募志愿者辅助导诊,有效缩短候诊时间,提升就医效率。通过周期性预案与实时调整,医院在保障服务质量的同时,实现资源高效利用与患者体验优化。

医院科研与临床工作呈现显著周期性特征,年度课题申报季(3~5月、9~11月)医务人员科研压力激增,临床排班与实验时间冲突;学术会议密集期(如年底)专家频繁外出,门诊与手术人力临时短缺;新技术推广阶段需抽调骨干参与培训,原岗位负荷加重。为此,构建动态协同管理机制,医师在课题密集期减少门诊班次,给予一定的科研时间,专家参会期间由主治医师代班;组建跨学科科研-临床互助团队,同步整合智能化科研平台,利用 AI 辅助文献分析与远程协作减少事务性耗时。

四、定期轮岗促进发展

通过定期轮岗制度的实施,医院将能够有效提升重点岗位人员的专业素养和综合能力,降低岗位风险,促进医院的可持续发展。同时,也为医院培养了多面型人才,提升了医疗服务质量。各部门和全体员工积极配合,共同推动制度的落地实施。加强新入职人员的院区定期轮转,交叉渗透,深入交流。以"老带新"的模式致力于解决新招聘的医务人员水平参差不齐、服务理念和文化认同感差异大,原有的惯性模式与主院区难以保持一致,新组合的诊疗团队默契程度不足的问题。同时,充分利用信息化,拉近院区之间的物理距离,提高团队认同感和集团归属感,使同质化理念深入人心。完善院区间转诊制度和畅通转运渠道,管理部门加强同质化医疗服务、相关标准的落实与监督、信息化互通和数据共享,也为院区合作互助提供基础,并完善多院区联合会诊制度,从医疗资源成本界定和分配方面解决好院区差异化发展的矛盾问题,从人事组织构架中探索院区间协同配合新渠道。

第四节　信息化建设支撑

在多院区发展模式下,不同院区之间在空间上分离,信息化建设是实现多个院区一体化管理的关键支撑,分离的各个院区可以通过数字架构形成一个整体,是提升医院管理效率、医疗服务质量和科研教学水平的关键。信息化建设以"业务引领、信息技术支撑"为基本定位,夯实信息化基础设施,深化信息化应用实践,加强网络信息安全防护,努力提升全院信息化应用水平和创新能力,为医院多院区各项业务的高效智能运行提供坚实的技术后盾。

一、巩固基础信息设施建设,构建多院区互联底座

信息化基础设施是医院多院区一体化管理的基石。通过构建统一的网络架构和数据中心,郑大一附院实现了院区间高效互联与协同。

（一）统一规划与架构设计

医院在地理分布上是东、西、南、北、中，同城多院区的运行模式。医院采用"五院区环状多核心冗余"网络架构，并铺设 40 GB 高速带宽，确保各院区之间高速、稳定的网络连接。同时，为实现医院机房的稳定性，多院区信息化机房采用"同城异地、三中心互为灾备"的双活架构，保障数据的高可用性和业务的连续性，已在实践中取得突出效果。在 2021 年郑州"7·20"特大洪涝灾害期间，河医院区供电系统瘫痪，医院层面紧急启动异地容灾双活机制，仅 15 分钟就把临床核心业务迁移到东院区中心机房，既保证了受灾院区 619 名危重症患者和 2693 名术后重症患者的及时转院，又保证了东院区与国家神经疾病区域医疗中心（北院区）临床诊疗的连续性。

（二）无线网络覆盖与改造

由于各个院区的接入时间线不一致，个别年限较长的院区无线网络亟须更新换代，以保持技术的先进性和要求的一致性。为满足医院应用拓展和多院区发展战略，完善网络建设，医院针对性地对东院区与河医院区的内部无线网络进行改造，实现多院区无线网络架构和管理同质化，确保医护人员和患者在院区内能够随时随地接入高速无线网络，支持移动查房、移动护理等业务的开展，提升医疗服务的便捷性和效率。

（三）系统集成与标准化

医院的医院信息系统（hospital information system, HIS）、实验室信息系统（laboratory information system, LIS）、医学影像归档和通信系统（picture archiving and communication system, PACS）、电子病历系统（electronic medical record, EMR）、手麻重症、移动查房、移动护理、门诊"一卡通"等 117 个系统，均实现信息化建设多院区的六个统一，即统一规划、统一设计、统一标准、统一建设、统一数据、统一管理。在此期间，医院通过以评促建、以评促改的方式，连续申报国家医院信息互联互通标准化成熟度测评五级乙等测评，国家卫生健康委员会电子病历系统应用水平分级评价六级测评、医院智慧服务分级评估三级测评，并先后通过测评，确保各院区在业务流程、数据标准和系统功能上保持一致性的同时，也为多院区一体化管理提供了坚实的技术支撑。

二、整合共享医疗数据资源，打破院区信息孤岛

数据是医院管理的核心资产，通过数据整合与共享，打破院区之间的信息壁垒，实现精细化管理。

（一）数据中心与集成平台建设

医院整合信息平台，通过企业服务总线（enterprise service bus, ESB）集成 111 个业务系统，提供 709 个运行服务接口，实现全院数据的互联共享，日志交互量超过 2800 万条。

同时,建立患者主索引,历史建档1937万,实现患者信息在不同院区和系统间的匹配与查询,确保患者数据的完整性和一致性。

(二)数据标准化与管理

医院管理院内字典标准分类578种,明细75 745条,提供统一的标准数据元和字典查询服务,支持业务系统的数据交互和共享。这种标准化的数据管理方式为医院的精细化管理提供了可靠的数据基础。

(三)智能管理决策支持系统

基于全院集成平台生成的全量数据中心,上线商务智能(business intelligence,BI)系统,通过最新的数据采集技术,实时、动态、智能地采集管理类数据指标270个,涵盖业务子系统89个,按照业务属性归类在门诊运营分析、住院运营分析、收入分析、手术分析、院长首页、实时监控六大板块中。运用多种算法和数据挖掘技术,以现代化图形智能动态地展示全院各院区的基础工作量和收入指标、患者分布情况、门诊的实时动态信息、住院的实时动态信息、全院医疗收入情况、门诊和住院周转效率情况等,为医院管理者提供最关心的关键数据进行集成展现,为院领导全面、快速地掌握医院整体运行情况进而提高合理化决策提供数据支撑。

三、全面优化业务协同,推动多院区高效运营

通过信息化手段,郑大一附院实现了多院区之间的业务协同,优化了医疗服务流程,提升了运营效率。

(一)智慧协同MDT系统

医院部署多院区智慧协同MDT系统应用,医生在移动端可以浏览全景病历、调阅影像、进行语音视频多方会诊,极大地方便了医生会诊,提高了会诊工作效率。这种跨院区的协同会诊模式,打破了空间限制,提升了医疗服务的及时性和精准性。

(二)智能化OA协同办公系统

医院建立智能化OA协同办公系统,实现业务流程审批、通讯录、工资查询、会议室申请、内部邮箱等多种功能,并支持移动端和PC端的信息传递。同时,通过手机OA的移动CA签名功能,医生可以方便地完成跨院区坐诊的签名认证,提升了办公协同效率。

(三)科研与采购管理信息化

医院实现科研项目经费到账、经费认领、支出报销及支付进行全过程信息化管理,与科研试剂采购系统对接,实现试剂采购、结算、支付全流程一体化管理,并与会计核算等系统结合,实现自动生成凭证。基于信息平台,融合人力资源、OA请销假等,建立在线报

账付款的智能业务流程,涵盖药品、设备、耗材、试剂、后勤等采购业务在线报账付款流程;劳务费、版面费、水电暖、设备维修等报账在线付款流程;员工差旅在线报账付款流程。这种信息化管理模式,不仅提高了科研和采购管理的效率,还降低了管理成本,为医院的科研和运营提供了有力支持。

四、建立患者服务新模式,打造全场景智慧体验

以患者为中心,郑大一附院通过信息化手段创新服务模式,提升患者就医体验。

(一)落实"便民就医少跑腿"

以信息化手段为支撑,落实"便民就医少跑腿"七大举措:对"医院微信公众号"进行全面升级,涵盖预约挂号、报告查询、院内导航、体检预约、住院预缴费、冷冻胚胎续费、物价查询、出生证明预约、住院一日清单等特色服务,增加检验报告智能解读功能;在东院区上线院内智能导航服务,帮助患者快速找到位置;上线移动医保支付,医保电子凭证实现全场景应用;推行全院床旁结算,将办理出入院窗口前移至全院病区护士站;积极与河南省相关平台进行数据的对接,实现患者数据在区域内互认和共享,已实现检验结果互认的项目包括生化项目14项,免疫项目14项,微生物项目8项,血液、体液分析项目22项;在郑大一附院"掌上医院"APP、微信小程序端上线住院病历复印邮寄服务,并在各个院区设置多台24小时病历自助打印机;在郑大一附院"掌上医院"APP及微信公众号为患者推送用药指导信息。

(二)"互联网+"远程医疗建设

医院建有国家远程医疗中心,该中心于2018年经原国家卫生计生委医政医管局批准。现设有远程应急指挥大厅、多学科综合会诊室、单科会诊室、影像诊断中心、心电诊断中心、病理诊断中心、数字化录播中心、多媒体视频会议室、随访与智能呼叫中心、双活数据中心等,并配备了先进的数字化指挥车和救护车。国家远程医疗中心自主研发建设了集应急指挥、远程会诊、远程专科诊断、远程教育培训、数据传输、预约挂号、双向转诊、数字资源共享等多种功能为一体的远程医疗综合服务平台,支撑开展常态化、规模化的远程会诊、专科诊断、急救、教育等多种业务。远程医疗中心构建了"国际-国-省-市-县-乡-村"七级联动的远程医疗服务体系,目前中心日常开展远程综合会诊,远程心电、病理、影像等专科诊断,以及远程教育,真正实现"让信息多跑路,让专家和患者少跑路"。郑大一附院落实省级监管职责,围绕互联网诊疗业务,承接建设了河南省互联网医疗服务监管平台、河南省区域处方审核与流转平台两个省级平台,分别完成了两个平台的功能迭代升级与深度二次开发工作,确保平台稳定化、常态化运行。

(三)互联网医院功能拓展

医院持续拓展互联网医院功能应用,提供微信小程序、APP两种方式,已开通针对复

诊患者的线上门诊,针对初诊患者的线上咨询,针对慢病患者的慢病门诊服务;在互联网医院上线护理咨询专区,提供母乳喂养、伤口造口等护理咨询服务;在互联网医院上线药学门诊专区,为患者提供用药指导服务;利用互联网医院推动处方流转、药品配送等服务,多措并举,提升患者就医体验。

(四)智慧服务中心(96299)

医院以"互联网+医疗健康"为切入点,紧紧围绕便民惠民要求,打造以服务和管理为核心的96299平台,实现线上、线下一体化就医服务新模式,优化患者就医流程。96299开通了院外综合服务、院内综合服务、院内会诊管理、投诉管理、重症转运、视频通话、同声翻译、温馨通讯录、知识库应用、数据集成分析与展示等13大功能模块。数据集成分析模块能够实时展示和分析各类就诊信息,并支持多种功能模块的运营指标监控,例如院内会诊管理、投诉管理、话务管理,同时系统根据数据生成详细的分析报告,帮助管理层实时掌握运营动态,优化资源配置,提供有力的决策支持。院领导可通过手机端实时查看中心的日报、周报、月报,质控分析报告、交接班报告、晨会交班报告、中心会议纪要、总结以及96299话务趋势等内容。职能部门可以查看到投诉的详情、处理及实时动态数据,以及投诉的整体趋势、质控分析报告。医生护士可使用院内会诊管理功能,急诊工作人员可以使用急诊调度功能进行重症转运调配等。另外,96299还接管了"河南省12345政务服务便民热线"的工单受理转接工作,积极回应百姓诉求,避免上级部门催办,努力做到催办率为0,回复率为100%。

五、医工结合创新驱动,"数智+临床"赋能医疗大数据治理

为深化多院区协同发展中的技术应用与数据治理能力,郑大一附院以"医工结合"为抓手,推动数智技术与临床需求的深度融合,构建覆盖医疗大数据科研、人工智能应用、信创生态建设的全链条创新体系,为医院管理、科研及服务提供智能化支撑。

(一)医学大数据平台:科研创新与数据治理

在省政府和大数据管理局的统筹规划和指导下,依托医院组建河南省医学大数据研究院,投入2800余万元,搭建B级标准机房,采用纯国产化大数据平台(Hadoop/MPP/超融合),支持PB级数据存储及分析处理能力。整合多院区临床业务系统数据,构建医学大数据专题库,覆盖临床诊疗、组学研究、数字医学等领域,实现跨团队、跨领域数据共享与复用。研究院通过隐私计算、区块链等安全技术,建立省级医疗数据安全标准体系与评估机制,形成河南省健康医疗大数据治理中心,统一规范数据采集、存储、传输、利用全流程,推动全省医疗数据资源的高效利用。

(二)医疗人工智能:多模态数据驱动精准医疗

为落实《河南省推动"人工智能+"行动计划(2024—2026年)》(豫政办〔2024〕64

号），医院作为法人单位牵头建设河南省首个医疗领域重大科技基础设施"智能医学研究设施项目"（总投资 5.71 亿元），汇聚 18 个业务系统、446 亿条数据，建成覆盖 2116 万患者的全量诊疗数据库。基于智源平台与科研大数据平台，完成肺癌（9.5 万例）、女性两癌（6.6 万例）、糖尿病（35.5 万例）专病数据库建设，为 AI 模型训练提供高质量数据支撑。该项目通过开发 AI 辅助诊断系统，集成影像识别、病理分析等功能，嵌入多院区 MDT 协同系统，提升跨院区会诊效率。

（三）医疗信创生态：国产化技术适配与创新

以国家关于自主创新与安全可控的战略发展为导向，医院推进省医疗信创生态创新中心建设，通过建立独立信创机房，部署鲲鹏/海光/飞腾/龙芯国产芯片，适配麒麟/统信/中科方德操作系统，以及 5 类国产数据库、3 类国产中间件，构建医疗行业自主可控技术底座。自主开发河南省医疗信创生态创新中心门户网站及适配检测系统，制定标准化业务流程，推动医疗软、硬件国产化替代。信创中心联合高校、企业开展医疗信创联合攻关，形成"芯片-系统-应用"一体化解决方案，降低多院区系统对外依赖性，保障数据主权与网络安全。

六、加强网络安全监管，筑牢多院区安全防线

医院高度重视网络安全，通过多种技术手段和管理措施，筑牢多院区的安全防线。

（一）安全防控技术覆盖

医院采用卡巴斯基防病毒、防火墙、内网接入控制、入侵防御系统、上网行为管理、数据库审计系统、数据库监控系统、漏洞扫描系统、网络流量分析系统、日志审计系统、堡垒机主机系统等安全防控技术，覆盖全院核心业务系统。同时，针对核心数据使用国产密码进行加密，确保数据的安全性和保密性。

（二）信息化运维服务管理系统

医院以信息化赋能运维服务，实现多院区日常运维工作的任务闭环、工作量分析、呼叫中心管理、工单管理、项目管理、巡检管理、综合管理。多院区信息化设备进行统一管理，设置设备资源预警阈值，以短信形式主动预警提醒运维工程师；利用自动巡检数据制订合理、可行的系统扩容、改造、维护计划，全面提升运维工作效率。

（三）网络安全监管机制

医院建立安全监管机制，组织人员每日巡检网络安全设备，排查各类风险预警事件，形成网络安全巡检日报；组织人员每周对各院区的设备及系统开展全面网络安全巡检，包括互联网区、内网区、终端设备安全等方面，形成网络安全巡检周报；组织人员每季度对各院区的核心业务系统进行漏洞扫描及渗透测试，并对高风险项进行整改加固，形

成漏洞扫描报告与漏洞加固建议;组织开展对 8 个核心业务系统的网络安全风险评估和对 20 个互联网业务及核心业务系统网络安全渗透测试;支撑日常网络安全应急工作,分析评估网络安全事件影响,形成网络安全应急处置报告。

(四)安全等保测评

医院各核心业务系统每年通过国家信息安全等级保护 2.0 三级等保测评,并在 2021 年 9 月被国家卫生健康委员会评为卫生健康行业网络安全保障工作"突出集体",体现了医院在网络安全管理方面的卓越成就。

通过以上六个方面的信息化建设,郑大一附院不仅实现了多院区的一体化管理,提升了管理效率和服务质量,为患者提供了更加便捷、高效的就医体验,还通过数字化转型赋能健康医疗大数据治理提升科研水平,为医院的可持续发展提供了坚实的技术保障。

第五节 后勤服务走在前

后勤服务体系是保障医院正常运行和健康发展的关键支撑。自 2000 年《关于城镇医药卫生体制改革的指导意见》(国办发〔2000〕16 号)提出"实行医院后勤服务社会化"以来,政策逐步明确了后勤社会化的方向。2017 年,《国务院办公厅关于建立现代医院管理制度的指导意见》(国办发〔2017〕67 号)进一步要求健全后勤管理制度,强化项目管理和资源配置,探索"后勤一站式"服务模式。2021 年,《公立医院高质量发展促进行动(2021—2025 年)》(国卫医发〔2021〕27 号)再次强调推进后勤服务社会化,建设智能管理平台,提升精细化和信息化水平,降低能耗支出。这些政策表明,医院后勤服务社会化不仅是提升管理效率的需要,更是实现医院高质量发展的重要举措。

郑大一附院在多院区发展的进程中,后勤服务体系始终秉持"医院大发展,后勤走在前""后勤变先勤、前勤"的理念,坚持以临床一线为中心,以问题为导向,以提升患者就医体验为根本目标,全面推进后勤服务优化与创新。为满足多院区运营的复杂需求,郑大一附院通过持续优化管理架构、创新制度机制和完善信息化建设,构建了战略管控、管理标准、资源协同三位一体的后勤管理体系,提升后勤资源配置效率,为医院诊疗秩序的高效运行提供保障。

一、完善后勤管理模式,持续优化管理架构

(一)完善矩阵式管理架构

后勤保障工作实行"一套管理体系",推行大部制改革,设立后勤保卫党总支,统筹联系后勤保障处和保卫处两大部门,构建矩阵式管理架构。该架构以垂直管理为主线,横向协同为支撑,形成纵横交错的矩阵式管理网络。河医院区后勤保障处和保卫处作为核

心管理部门,负责整体规划、资源调配、标准制定及监督考核,管理框架明确划分为服务管理、规划功能管理、工程技术管理、供应链管理及经济管理五大模块,便于模块化、专业化管理。

为满足多院区协同发展需求,在垂直管理的基础上,各分院区设立由各部门副职主管的固定管理团队,负责属地化日常运维工作,确保分院区后勤和保卫工作高效运转。同时,分院区管理团队向主院区职能部门及时反馈实际需求,实现资源的高效调配和问题的快速解决,有效提升后勤保障工作的执行力和管理效率。

(二)健全后勤工作管理体制

后勤服务体系实行"一把手"工程,由书记和院长亲自挂帅,设立医院安全生产消防管理工作领导小组,书记和院长担任领导组长,分管副院长及副职担任副组长,形成强有力的组织领导体系。通过健全制度建设,加强制度的贯彻与落实,确保后勤管理工作规范化、制度化。明确责任分工,按照"谁主管、谁负责"的原则,逐级签订岗位责任书,明确任务分工,确保责任到人。建立健全医院、科室、岗位三级安全生产责任体系,强化各级责任主体的安全生产意识和管理职责。认真实行医院安全生产党政同责制,确保党政领导齐抓共管,形成管理合力。

加强日常巡查与整改力度。建立院领导带头查房制度,各分管领导带领相关部门负责人深入一线调查走访,及时发现并解决实际问题。通过院周会、每日晨会、专题会议等形式,对自查内容进行梳理,查找问题根源,制定切实可行的整改措施,并跟踪落实整改效果。实施24小时不间断安全巡查制度,及时通报安全生产落实情况,确保不留死角、不放过任何隐患,形成了"发现问题—分析问题—解决问题—持续改进"的闭环管理机制。

(三)全院统一采购与资源共享

医院后勤设备、物资及服务用品(如医疗耗材、办公用品、工程材料等)采用"集中采购+分院区配送"模式,由主院区统一招标采购,全面推行无纸化办公。通过全流程信息化系统,实现从物资管理到产品结算的多院区物资调配与成本核算,确保全流程公开、公正、透明,便于监督和审计。临床科室的物资申请、领取、固定资产入库、科室成本扣除及产品结算等后勤物资管理全部实现线上化操作,物资直接配送至分院区科室,临床、后勤、财务、运营等多部门线上互联互通,彻底实现"数据多跑路、职工少跑腿",显著提升工作效率。

在库存管理方面,主院区保管室集中存储常用物资,各分院区设立保管室用于日常周转,通过SPD系统,即供应(supply)、管理(processing)、配送(distribution),对物资的验收、入库、保管、报废等环节进行全过程监督管理,确保实际供应物资与招标物资一致,提升物资管理的规范性和透明度。同时,实时监控各院区库存情况,实现库存共享和及时调拨,有效避免资源闲置,并根据历史数据设定安全库存水平,确保物资供应不断档。

通过统一采购、集中配送与智能化库存管理,医院不仅确保了设备、物资和服务的质量一致性,还显著降低了采购成本,减少了各院区库存积压和浪费,最大限度实现了资源共享。这一模式不仅优化了资源配置效率,还为医院运营成本的精细化管理和可持续发展提供了有力支撑。

(四)建立跨院区协同机制

1. 以人为本,开设院区间免费专线交通

医院各院区分布于郑州市区各个方位,其中最近的服务延伸点(西院区)距离河医院区5.4千米,最远的南院区距离河医院区34千米。为满足医生多院区轮流坐诊的实际需求,同时方便职工通勤和患者跨院区就诊,医院于2016年引入专线交通服务。目前已开通6条双向定制线路,覆盖所有院区,具体包括:1号线(往返河医院区、东院区)、2号线[往返河医院区、国家神经疾病区域医疗中心(北院区)、东院区]、2号支线[往返河医院区、国家神经疾病区域医疗中心(北院区)]、3号线[往返河医院区、服务延伸点(西院区)]、5号线(往返河医院区、南院区)、6号线(往返东院区、南院区)。所有专线车辆均可免费乘坐,年均发车8.8万趟次,输送乘客220万人次,有效保障了职工通勤与患者跨院区就诊需求。医院还根据季节性就诊高峰动态调整专线班次,在确保职工和患者乘车便利的前提下,进一步提高专线车利用率,全年可节省运营成本200余万元。

2. 多院区设备巡检标准化、维修高效化

医院后勤设备管理范围涵盖水处理系统(包括供水与污水处理设备)、电力系统(包括配电、变压器及维修设备)、空调供热与供冷系统、医用中心科室设备以及电梯等配套设施。为实现多院区设备管理的同质化与高效化,由主院区制定了全院统一的设备巡检标准和流程,分院区严格执行并定期反馈数据,确保管理规范一致。①制定标准化流程:根据设备类型,明确每类设备的巡检项目、检查频率及合格标准,确保巡检工作有章可循。②采用智能化管理:在每台设备上粘贴二维码或NFC标签,巡检人员配备移动终端(如平板电脑或手机),扫码即可查看设备信息、巡检任务及操作指南,同时实现巡检数据的实时录入与上传,提升巡检效率与准确性。③定期组织专业化培训:巡检人员实行定岗定责、分工明确,通过标准化培训确保其熟练掌握巡检流程与操作规范。同时建立考核机制,定期评估巡检人员的工作质量与效率,持续优化巡检管理水平。

此外,确保设备维修高效化。①持续推进"一站式"维修服务:主院区设立"一站式"后勤维修服务中心,统一调度全院维修资源;各分院区设立"一站式"后勤维修大厅,实现维修工单、设备维护等服务的全天候、24小时不间断响应。②建立快速响应机制:维修人员承诺多层建筑5分钟内到达现场,高层建筑10分钟内到达,确保"一个电话解决所有维修问题"。③实现闭环管理与监督:通过信息化系统实现跨院区工单派发与闭环管理,加强对维修回访和服务态度的监督,确保维修服务质量,保障医院医、教、研各项活动的正常开展。

3. 全院全员参与节能减排

为全面推进绿色医院建设,医院成立了节能减排工作专班,各行政后勤部门及临床一线科室均设有兼职节能员,形成全院全员参与的节能管理体系。每月召开专题会议,讨论节能减排工作进展与优化措施,并出台《节能工作规则》《节电、节水、节油、节气管理制度》《节能工作考核办法》等一系列制度文件,将各部门节能减排成效纳入年终考核指标,确保责任落实到位。

医院通过多种形式营造节能减排文化氛围。各党总支组织开展"节能我行动,低碳新生活"等主题演讲比赛,增强职工节能意识;在院区内张贴节能减排公益广告,利用内部报刊、网络平台等宣传环境保护与节能减排的重要性;创建一批节能减排宣传教育示范部门,树立典型,推广先进经验。

医院采取多项措施推动能源管理优化。各院区开展能源审计,引入能源管理系统和智能监控技术,建立节能减排台账,对水、电、气等主要能耗环节进行分项计量和校准,实现能耗数据的精细化管控。此外,开展技术改造与设备升级:将景观照明更换为 LED 灯具,并设置感应式声源控制,减少无效能耗;采用循环水二次利用系统,设置水源控制开关,推广即热式节能茶炉;供配电系统选用经济截面的电线和电缆,优化电力使用效率;将锅炉全部改为天然气锅炉,冬季采用集中供暖替代空调,降低能耗;采用"梯群程序"控制电梯,自动分配电梯运行时间,并落实部分电梯夜间锁梯等措施,降低能耗。

医院多个新建工程推广绿色建筑与环保设计。新建建筑物严格参照"绿色医院"建筑标准和"海绵城市"建筑规定,采用环保原材料,充分利用地形、阳光、自然风等自然资源,使建筑与周边环境和谐融合,最大限度降低能源消耗与环境负荷。

通过全院全员参与、技术改造升级和绿色建筑推广,郑大一附院节能减排工作取得了显著成效,不仅降低了运营成本,还为建设资源节约型、环境友好型绿色医院奠定了坚实基础,展现了医院在可持续发展中的社会责任与担当。

二、创新机制,推进后勤服务社会化

医院后勤服务社会化改革起步较早,随着医院规模的扩大和管理的精细化,通过创新管理模式,将烦琐、效益较低的工作进行社会外包,逐步实现后勤管理与服务职能的分离。这一改革使医护人员从繁杂的后勤事务中解脱出来,能够更加专注于医疗、教学、科研等核心业务,提升了医院整体运营效率。

后勤部门从直接提供服务转向以行政管理为主,重点对第三方服务机构的服务质量进行监督与考核。例如,设立物业管理科,专门负责协调和监督第三方物业公司按照合同履行物业服务项目,并对物业服务质量进行定期考核评价。后勤服务外包范围涵盖传统服务类(保洁、安保、餐饮服务、公寓物业管理、停车场管理)、专业服务类(水/电/气/动力运行维护、电梯维保、空调维保、织物洗涤、陪检和标本收送)、特殊服务类(污水处理、医废收集、垃圾清运)等方面。通过引入服务好、质量优、信誉高、价格合理的专业服务外包公司,医院获得了稳定、安全、优质的保障服务,同时提升了服务质量和责任意识。外包服务还有效防范了劳动争议的产生,降低了医院在人力资源管理和劳务纠纷方面的风险。

后勤保障工作始终坚持"服务外包,但责任不外包"理念,以服务全院医疗、教学、科研、职工和学生为核心目标。郑大一附院与服务外包公司通过契约形式建立供需关系,明确服务标准、监督机制和考核办法,确保服务质量。医院按合同支付后勤服务费,不仅有效降低了后勤物资成本和劳务成本,还减轻了医院的管理压力。

(一)严格准入管理,事前规避高风险点

医院对后勤服务采用社会化招标引进,后勤体系相关部门作为合同的管理方,充分做好签约前的调研论证,摸清行业动向,对潜在服务单位的行业准入资质、专业能力、相关业绩、团队、价格等方面重点把关,严格设置遴选的标准。针对传统服务类外包的市场相对成熟,行业规范比较完善,主要考察企业的外包价格、服务质量。针对专业服务类外包,主要考察其专业性和人员结构,如持有特种设备证人员数量、维修设备及排除故障的响应时间。针对特殊服务类外包,主要考察公司的行业准入资格、资质、业绩和团队。

医院严格审阅服务合同,合同涵盖外包内容、服务区域和范围、服务人员配置、服务项目的标准及要求、费用结算方式、争议解决办法、风险分担等,确保双方权责清晰,量化考核标准。签约过程中,医院的监察、审计、财务等部门进行全过程监督并做好资料记录,保证全程程序合法、信息透明、评审公正。

(二)建立融合管理机制,事中提升文化认同感

加快服务外包公司与医院的磨合,不断优化服务流程,以持续改进的动态管理提升服务质量。组建由郑大一附院后勤管理部门和外包服务公司共同参与的联合管理团队,建立沟通反馈机制。例如,定期召开联席会议,畅通沟通渠道,协调解决服务过程中出现的问题,增进相互理解与信任,消除隔阂。提供"以患者为中心"服务理念、患者需求及沟通技巧等方面的培训,提升外包服务人员服务意识和专业能力,将其融入日常工作中,提升服务质量。

强化文化融合,通过培训、宣传等方式,向外包服务人员传递医院的核心价值观和服务理念,增强其对医院文化的认同感。邀请外包服务人员参与医院组织的多形式文化活动(如节日庆祝、志愿服务等),增强归属感和团队凝聚力。完善激励机制,对表现优秀的外包服务团队或个人进行表彰,树立榜样,激发其工作积极性和责任感。

完善监督与考核机制。制定科学的考核指标体系,涵盖服务质量、响应速度、患者满意度、临床科室反馈、设备运行稳定性等多个维度,定期对外包服务进行考核评估。通过日常巡查、随机抽查、专项检查等方式,对外包服务进行全过程监督,确保服务标准不降低。建立问题反馈机制,及时收集临床科室、患者及职工的反馈意见,督促外包公司在规定时间内整改并持续优化服务,跟踪整改效果,形成闭环管理。根据医院发展需求和外

部环境变化,动态调整后勤服务标准和要求,确保服务内容与医院发展同步,鼓励外包服务公司引入新技术、新方法,提升服务效率和质量。

(三)建立风险防控机制,事后开展成本效益分析与优化

对后勤服务中可能存在的各种风险点(如服务质量下降、合同纠纷、突发事件等)进行定期识别和评估,制订详细的应急预案,明确突发事件的处置流程和责任分工,确保快速响应和有效处理。组织外包服务人员和医院职工定期开展应急演练,提高应急处置能力。

对后勤服务的各项成本进行精细化核算,明确水、电、气、设备维护、保洁、安保等各项支出的合理性,确保每一笔资金的使用都有据可依。建立成本监控机制,定期分析成本变化趋势,通过数据对比和趋势分析,及时发现并控制不合理支出,避免资源浪费。从服务质量、患者满意度、医院运营效率等多个维度评估后勤服务社会化的效益。不断梳理和优化后勤服务流程,通过减少冗余环节、引入竞争机制等方式,降低后勤服务成本,提高资金使用效率。定期引入第三方专业机构对后勤服务质量进行独立评估,确保考核结果的客观性和公正性。

三、完善后勤信息化建设

(一)系统功能与互通性

医院上线了全院统一的后勤管理信息系统,涵盖物资管理、设备巡检、能耗监测、工单调度、医废追溯和行政事务审批六大模块,实现了多院区数据的实时互通与共享,不仅节约审批时间,克服空间距离,还提升了后勤管理的整体效率。

物资管理启用 SPD 系统,对物资验收、入库、保管、报废进行全过程监督管理,保证实际供应物资与招标物资一致,提升物资管理规范性,全年可执行配送科室申领物资18 000余单,发放物资21 600 余批次,约1920 万余件。

智能医废系统依托大数据、云计算及物联网先进技术,针对医疗废物收集、交接、运输、贮存、处置进行全过程可追溯、智能化管理。按照国家及行业标准,建立完整的废弃物生命周期数字化管理,实现医疗废弃物减量化、资源化、无害化,精细化管理可使年处理医废量减少15% 。

轨道物流运输系统在东院区、南院区布局,通过无刷电机提供动力,通过信号线能够准确定位,实现垂直爬升,可节约大量人力物力,提高了工作效率。例如,东院区铺设物流轨道全长 3.5 千米,设 108 个站点、126 辆物流小车、每辆小车承重 15 千克,每天在门诊楼和病房楼转运药品和标本。

实现智能餐具及智能结算台系统院内餐厅全覆盖,并同步手机小程序二维码,可以进行无餐卡结算方式,有效提高结算效率,消费明细适时上传财务部门,职工消费清晰明确。还设有线上点餐服务,方便紧急加班、夜班职工等群体特殊的用餐需求。

（二）系统权限分级，促进后勤服务精细化管理

设置权限分级，主院区和分院区的管理者根据职责分配不同的系统权限，通过登录系统账号，可分别查看和管理各自院区的后勤数据，既保证了数据的安全性，又实现了管理的精细化。

各临床科室通过后勤管理系统，可实时查询物资、耗材库存情况，在线提交物资（如医疗耗材、办公用品等）申领需求，实时跟踪配送进度；在线提交设备故障、环境卫生、设施损坏报修申请，便于维修部门快速响应；通过能耗监测模块，查询本科室的能耗数据（如水、电、气等），了解能耗使用情况，发现异常及时反馈。

服务外包公司通过后勤管理系统的工单调度模块，实时接收医院派发的服务任务（如设备维修、保洁服务、安保巡逻、物资配送等），确保任务信息准确无误，完成任务后通过系统提交服务反馈，系统根据医院设定的考核指标（如响应速度、完成质量、患者满意度等），对后勤服务质量进行自动评分，生成考核报告；通过系统的能耗监测模块，实时监控医院的水、电、气等能耗数据，发现异常及时处理；通过系统的医废追溯模块，接收医院的医废处理任务，并按照规范流程完成医废收集、运输和处理工作。

（三）信息化优势与成效

主院区与分院区的后勤数据实现无缝对接，管理者可实时掌握各院区的物资库存、设备运行状态、能耗情况等信息，为决策提供科学依据。通过信息化系统，对后勤服务成本和服务质量进行全流程监控，通过数据分析发现薄弱环节，制定针对性改进措施。工单调度模块实现了维修任务的快速派发与闭环管理，设备巡检模块通过移动终端和二维码技术，实现了巡检数据的实时录入与上传，大幅提升了工作效率。能耗监测模块对水、电、气等能源使用情况进行实时监控和分析，帮助医院优化能源使用，降低运营成本。医废追溯模块实现了医疗废物的全程可追溯，确保合规处理。行政事务审批模块实现了无纸化办公，缩短了审批流程，提高了管理效率。

第六节　医院运营同质化

加强医院精益经济运营管理，"提质增效"成为当前公立医院重强音。2017年国务院办公厅《关于建立现代医院管理制度的指导意见》（国办发〔2017〕67号）明确要求，推动公立医院高质量发展，推进管理模式和运行方式加快转变，进一步提高医院运营管理科学化、规范化、精细化、信息化水平。为进一步规范公立医院经济运行，严格预算管理，强化预算约束，规范公立医院经济运行，提高资金使用和资源利用效率，2020年国家卫生健康委、中医药局联合制定了《关于加强公立医院运营管理的指导意见》（国卫财务发〔2020〕27号）和《公立医院全面预算管理制度实施办法》（国卫财务发〔2020〕30号）。

2022—2023 年经济管理年活动在继续延续 2021 年"规范管理、提质增效、强化监管"的主题基础上,聚焦重点难点问题,补齐短板弱项,着力推动以业财融合为重点的运营管理建设,助力提高医疗服务质量、提升资源配置效率效益。

为了避免多院区设置不合理导致的院区间内耗、区域医疗资源配置失调加剧等问题,实行分院区同质化运营管理应成为建设多院区的前提与重点。

一、成立运营管理委员会

医院运营管理实行"一把手"工程,由书记和院长亲自挂帅,设立运营管理委员会,书记和院长担任领导组长,总会计师担任常务副组长,其他副院长担任副组长,形成强有力的组织领导体系,贯彻落实国家和地方运营管理相关政策方针、制度规范和工作要求,研究医院运营管理工作的重大事项和重大问题,分析研判和处理出现的新情况、新问题,提出解决方案和措施。委员会下设办公室,办公室设在运营管理部,负责处理医院运营管理相关事项,主要包含四方面内容。一是在医院的领导下,负责医院运营管理相关工作。二是负责制定相对科学、公平、合理的绩效考核政策。负责核算各院区、各部门绩效。持续优化绩效考核方案,明确考核指标。负责推进医护绩效分开核算的绩效改革,切实落实核算到治疗组的改革方案。三是负责科室、项目、DIP 的成本核算工作。负责根据成本核算结果进行成本分析,为制定成本控制和成本优化策略提供数据支持。负责成本相关报表的编制和分析,及时报告成本情况,为决策提供数据支持。四是负责临床各学部的运营指导工作。负责临床各学部收入结构、病种结构的运营分析工作。负责临床各学部人、财、物等资源配置的运营评价工作。负责监控各学部设备配置情况,对设备使用效率进行评价。负责梳理各学部业务流程,逐步推动服务流程优化工作。

二、强化业财融合

财务统一在分院区同质化运营管理中具有重要意义。财务统一运营管理能从财务资源上根据各部门实际需求合理分配资金,实现配置优化,提高资金使用效率,有助于加强对医院财务活动的控制。同时,在统一运营管理模式下能够对医院整体财务状况进行全面、及时地监控和分析,更准确地评估医院的债务风险、流动性风险等。

在顶层设计中,医院构建了全面预算管理体系。紧密依托医院战略发展规划和计划目标,涵盖医疗、教学、科研等多元业务,并囊括自筹、财政、科教等全口径资金来源,对人、财、物等各类经济资源进行系统性整合和科学性分配,实现预算项目入库、预算编制、预算执行与控制、预算分析、预算调整、预算绩效考核的全过程预算管理,确保资源配置与医院战略方向高度契合,实现资源利用效率最大化。同时,针对医院在财务管理实践中凸显的预算管理不到位、预算编制不科学、预算执行偏差大、缺乏有效的监督和考核机制等问题,采取创新性举措。通过在每个职能部门内部选拔一名兼职预算员,经过医院统一培训,负责统计、监察各院区本部门预算执行情况并及时汇报,强化预算执行过程中的基层监督力量,将预算管理的约束机制深入渗透至各部门日常运营环节,切实保障预算管理的有效性与执行力。充分依托医院资源规划系统(hospital resource planning,HRP),实现预算管理模块与财务报销模块深度对接。系统能够依据预设规则,对报销申请进行自动化预算控制,监测报销金额和预算额度的匹配情况,有效规避超支现象发生,利用信息化手段切实达成"无预算不超支"的精细化管理目标,提升医院财务管理的规范化与智能化水平,为医院经济运行的稳健性提供坚实技术支撑。

在分院区管理中,首先要达成各院区财务制度高度统一。财务制度需要涵盖统一的财务核算规则、预算编制流程、资金审批权限等多维度业务内容,使各院区开展财务工作有据可依。其次,在分院区财务机构设置上,采用设立分支机构的模式。在分院区财务机构隶属于院本部的财务体系下,财务管理人员在遵循院本部统一财务战略与政策框架的基础上,能够依据各院区的管理特点和工作需要对其所属院区的财务管理工作进行相应调整,但最终归属于院本部的统一领导和集中管理。院本部通过定期财务报告审查、关键财务指标监控、重大财务决策审批等手段,确保各院区财务管理工作既保有灵活性又不失整体性与规范性。最后,分院区单独建立账目体系。通过单独账目清晰且精准地反映分院区自身的财务收支情况、资产负债结构和经营成果,确保核算的真实性、准确性和完整性。通过明确各院区间的权责关系,医院构建了层次分明、协同高效的医院财务管理体系。

三、加强绩效管理

在推行多院区模式进程中,绩效管理涌现出多重复杂挑战。一方面,分院区建设需要制定激励机制以促进业务发展,另一方面又要通过绩效管理维持多院区之间绩效水平的均衡状态,同时依据实际情况进行灵活调整,确保三者之间的有效协同。

(一)绩效核算

绩效核算作为引导医院发展的指挥棒,如何有效利用绩效管理工具来促进多院区差异化定位、共同良性发展,同时保持医院整体品牌和服务品质,成为医院管理的核心问题。对于不同院区因收治人数、平均住院日、手术占比等要素不同而产生的绩效管理差异,如何建立动态与静态管理相结合的绩效核算机制,确保多院区间在稳定的引导下持续发展。基于此,医院构建了以"扶持、激励、公平、保障"为基本原则的同质化、延伸式多院区绩效核算体系。

其一,构建以"同一专业科室共进退"为导向的"医院-学部-科室-治疗组"四级核算模式。通过多院区采用统一的绩效指标体系和分配单元,鼓励主院区临床科室为分院区创造流量,打造多院区发展共同体。这一模式依据科室业务性质划分为手术科室、非手术科室、医技科室和行政科室四个档次,以绩效考核得分、风险技术调节系数作为核心因素,涵盖挂号费、诊查费、床位费、治疗费、手术费、护理费等直接医疗服务费用,医用材料消耗、大型设备购置与维保、管理费用等运营成本,旨在体现多劳多得、按劳取酬、兼顾公平的核算原则。这一方案具备显著优势,能够有效缩小脑力劳动与物化劳动之间长期存在的不合理差距,缓解因医务性收入定价偏低以及科室间收入差异过大导致的分配不公问题,并优先保障一线医务人员的利益。在科室绩效考核中重点聚焦于服务数量、服务质量、服务态度和医疗安全性等多个维度,其达标程度直接与绩效核算挂钩,以此激励科室提升整体服务水平。医院高度重视各科室工作所面临的风险程度差异,基于不同院区、不同科室实际情况,科学设定相应的风险调节系数,对高风险科室给予更多政策倾斜,鼓励医生积极探索新技术,主动投身于疑难杂症诊治工作,进一步从整体上提升医院的医疗技术水平和服务质量,为患者提供更为优质、高效、安全的医疗服务。

其二,在新院区发展初期,构建以业务为导向的绩效激励机制具有关键意义。基于不同院区的工作负担差异,需要实施具有针对性的倾斜策略,根据新院区的发展态势,将绩效激励机制细分为成长保护期、扶持发展期和稳定核算期3个阶段。在成长保护期,着重采用倾斜性绩效激励方案,核心目标在于切实保障职工的基本收入,确保职工能够获得稳定的收入,从而维持其工作稳定性,为院区后续发展奠定坚实基础。在扶持发展期,逐步向基于医疗产出的绩效激励模式过渡。该模式将业务目标考核与成本考核有机结合。在业务目标方面,不仅关注门诊量、住院人次、手术例数等传统业务量指标,更重视医疗服务质量、患者满意度等体现医疗水平的关键成果。同时,引入成本考核机制,严格把控运营成本,促进资源的高效利用,推动院区实现可持续发展。在稳定核算期,全面实行与院本部一致的绩效激励体系,确保医院内部的公平性和一致性。统一的考核标准使得各院区在相同的框架下进行绩效评估,有利于准确比较各院区的工作成效,合理分配资源,实现多院区协同共进,提升整体竞争力。

其三,医院绩效方案制订与实施是一个系统工程,需要医院和学部层面共同努力。医院层面提供统一的指导意见和限制范围,学部层面则根据自身特点进行细化分配。通过成立组织机构、制订具体方案、明确重要指标、确认方案与备案等方式确保绩效分配的公平性和合理性,激发员工工作积极性,促进医院和学部的共同发展。一方面,绩效方案由医院层面统一指导。为保障各院区间绩效分配的公平性与高效性,医院层面应制定统一的绩效方案指导意见。该意见在充分考量不同院区各科室共性的基础上,预留一定弹性空间,以便各临床科室依据自身特性进行细化完善。其设计遵循以下原则:一是科室与员工目标一致性原则,确保绩效分配紧密契合医院及科室的发展战略目标;二是效率优先、兼顾公平原则,在激励员工高效工作的同时,保证分配结果的合理性;三是简便直观、便于操作原则,旨在降低行政成本,提高管理效率;四是坚持客观为主、主观为辅原则,通过建立客观公正的评价标准体系,保障绩效评价的可信度。绩效方案需要根据各院区、各职系的管理层级、职称层级、岗位层级,确定绩效指导系数。通过拉开合理级差,鼓励员工提升自我,达到更高层级的要求。另一方面,绩效方案由学部层面细化分配。第一,各学部需要依据医院层面的指导意见,结合本科室实际情况,成立由学部主任、护士长、科主任等人员组成的绩效二次分配方案制订及实施小组。该小组需要综合考量科室绩效的各类影响因素,如工作量、工作难度、患者满意度等,明确绩效考核标准与分配依据,制订学部二次绩效分配方案。第二,学部应针对不同岗位职责,设立差异化的分配指标体系。临床科室可重点关注职称、门诊量、患者投诉、医疗差错等指标,并通过设置权重或分数进行综合评分;医技科室则应聚焦职称、工作年限、工作量、设备上岗证资质等因素,设置权重并给予激励;职能科室主要考核出勤率、职称、工作完成率等,鼓励员工在完成基础工作的同时积极拓展业务;后勤科室应着重考量出勤率、响应速度、服务量等指标,设置权重并进行阶梯评分。第三,具体绩效分配比例应由医院进行明确规定,同时分配方案需经科室 70% 以上的职工签字同意后上报绩效主管部门备案,确保公平、公正、公开。

(二)绩效评价

绩效评价是绩效管理的核心环节,为进一步加强医院三级公立医院绩效考核工作,提升医院绩效考核工作的科学性、可行性、权威性,持续提升医院绩效整体水平,医院成立绩效考核委员会,并下设绩效评价办公室。以国家三级公立医院考核为抓手,通过医院医疗质量、运营效率、持续发展、满意度评价 4 个方面对职工工作展开全方位、深层次的系统性评估。通过绩效评价这一过程,推动医院在发展方式上由规模扩张型转向质量效益型,在管理模式上由粗放的行政化管理转向全方位的绩效管理,促进收入分配更科学、更公平,实现效率提高和质量提升,促进公立医院综合改革政策落地见效。

一方面,三级公立医院绩效考核是提升医院管理水平、优化医疗服务的重要手段。通过对涵盖医疗质量、运营效率、持续发展和满意度评价等维度的 55+1 项绩效考核指标数据进行系统收集,能够对医院运营管理的实际状况展开全面且深入的剖析。在医疗质量维度,依托医疗质量控制、合理用药、检查检验同质化等关键指标,对医院医疗质量和安全保障水平进行量化评估;运用具有代表性的单病种质量控制指标,对医院重点病种和关键技术的医疗质量与安全状况进行精准考核;借助预约诊疗、门急诊服务、患者等待时间等指标,对医院在改善医疗服务方面所取得的成效进行科学衡量。在运营效率维度,以人力资源配比和人员负荷指标为切入点,对医院医疗资源的利用效率进行细致评估;通过经济管理指标,对医院经济运行管理的规范性和有效性进行全面考察;通过对收支结构指标的深入分析,间接反映政府办医责任的落实情况以及医院医疗收入结构的合理性,推动医院实现收支平衡、略有结余,充分体现医务人员技术劳务价值;通过对门诊和住院患者次均费用变化的监测,客观衡量医院在主动控制医疗费用不合理增长方面的实际成效。在持续发展维度,通过人才结构指标,对医务人员队伍的稳定性和专业发展潜力进行综合评估;借助科研成果临床转化指标,对医院的创新支撑能力和科研成果转化效率进行全面考核;运用技术应用指标,对医院在引领行业发展和实现可持续运行方面的能力进行深入考察;通过公共信用综合评价等级指标,对医院的信用建设水平和社会公信力进行客观评价。在满意度评价维度,通过对门诊患者、住院患者和医务人员满意度的综合评价,全面衡量患者在就医过程中的获得感以及医务人员的工作积极性和职业认同感,为医院进一步优化服务流程、提升服务质量提供有力依据。

另一方面,全面且深入地贯彻落实国家与省内所颁布的绩效考核相关政策方针、制度规范以及各项工作要求,是推动医院持续发展与提升医疗服务质量的关键环节。医院需要系统梳理政策体系,对绩效考核工作中的重大事项与重大问题展开深入研究,构建起科学且具有前瞻性的绩效评价框架。绩效评价办公室通过系统性的协调机制,对全院各部门展开全方位的绩效评价工作,运用有效的督查手段,确保各部门完善绩效评价相关制度与措施。在此过程中,绩效评价办公室运用科学的数据收集与分析方法,及时且精准地掌握各部门的落实情况,运用调研与反馈机制,深度了解各部门在实际工作推进时所遭遇的新情况、新问题,并及时上报考核委员会。绩效考核委员会作为医院绩效评价的决策核心,在接收反馈后,对问题进行多维度、深层次地剖析。基于分析结果,提出具有针对性、可行性的解决方案与措施。同时,绩效考核委员会通过对实践中反馈问题的总结与提炼,不断完善医院绩效评价制度,使其契合医院发展实际与行业发展趋势。借助有效的监督与推动机制,督促医院绩效评价相关制度得以切实有效地实施,保障医院绩效管理水平稳步提升。

总体而言,统一绩效管理旨在有效调动职工工作热情,实现多院区医疗业务水平与运营效率的双重提升。同时,为适应医院不同发展阶段战略调整需求,基于对医疗业务数据的深度分析与总结,合理设定绩效考核周期与权重,将运营管理理念深度融入医疗业务流程。通过动态调配内部资源、优化运行效率、提升精细化管理能力等手段,推动多院区实现协同发展。

四、规范成本核算

在多院区运营模式下,成本管理的科学性与规范性对医院可持续发展起着重要作用。不同院区若各自为政,采用差异化的成本核算、控制与分析方式,将导致成本数据混乱,难以实现资源的优化配置与医院整体效益的提升。因此,构建统一成本体系是整合医院内部资源、增强核心竞争力的必然要求,更是应对日益激烈的医疗市场竞争、保障医疗服务质量稳步提升的关键举措。根据国家卫生健康委员会发布的《公立医院成本核算指导手册》,公立医院应从精细化运营角度出发,从耗材、人员、设备3个方面对医院进行统一成本规范。

在耗材成本控制方面,医院需构建健全的数据质量控制体系,形成数据质量追踪机制,充分发挥大数据分析优势,提升智能决策支持水平。借助高效运营管理信息系统(operation effective system,OES),医院能够实时洞察科室成本构成明细以及科室间的差异,对科室核算成本与收益进行统一管理,并通过运营管理部与科室对接,提供专业的指导意见和建议。具体举措如下:其一,多次组织病种DIP成本培训会议,并对科室开展运营指导分析,引导科室改进现有运营弊端,定期生成月度、季度以及年度成本分析报表。其二,结合经济运行等相关信息,开展成本核算结果分析,重点剖析成本构成、成本变动的影响因素,制定成本控制措施,提出切实可行的改进建议。其三,运用本量利分析方法,通过对保本点的深入研究,确定医疗服务正常开展所需达到的保本点业务量和保本收入总额,精准反映业务量与成本之间的变动关系,依据院级及科室成本分析结果,制订成本管控的优化解决方案。

在人员成本控制方面,医院不同院区间需要合理配置人力资源,深度挖掘人员潜力,以达成医院工作人员供需平衡,减少人员短缺或过剩现象。通过统筹调配国内、省内知名专家在不同院区间进行流动,组建学科专家组,实现各院区专家流动坐诊,为患者提供同质化诊疗服务。临床医疗人员采取组建医师小组的形式,促使同类科室医师小组在各分院区之间实现轮转与相对固定的有机结合,实行科主任领导下的三级医师负责制。对科教人员进行统一管理,打破院区界限,公平使用临床科研平台和教学资源,实现科研与教学成果的共享与传播。

在设备成本控制方面,各院区间建立设备同质化管理制度,对各院区的医疗设备实施集中同质化管理,通过测算大型设备的使用率、检查阳性率、投资回报率等,实现内部医疗资源的优化配置,推动各临床科室之间、各分院区之间的设备资源共享。具体而言,第一,强化设备购置事前管控。在购买设备前,需充分开展前期论证和可行性研究,提供翔实的数据支撑,方可进行采购。第二,加强对固定资产的考核。引入奖惩机制,运用本量利分析法(cost-volume-profit analysis,CVP)定期对价值较高的专用设备进行分析,确定保本工作量,找出偏差并提出改进措施。第三,建立固定资产内部调拨制度。对闲置或使用频率较低的固定资产进行合理调配,提高固定资产使用效率,降低重置成本。

五、完善内部控制

在多院区运营模式下,统一内部控制是保障医院整体稳定发展、提升管理水平与风险防范能力的关键举措。医院成立内部控制工作领导小组,深入贯彻执行行政事业单位内部控制规范,进一步提高医院内部控制建设水平,规范医院权力运行和经济活动,优化廉政风险防控机制,助力公立医院高质量发展。

第一,完善内部控制制度。依据国家相关政策法规,如《公立医院内部控制管理办法》(国卫财务发〔2020〕31号)、《关于进一步加强公立医院内部控制建设的指导意见》(财会〔2023〕31号)等,结合医院实际业务特点,构建涵盖单位层面和业务层面的内部控制体系,明确各院区各部门在内部控制中的职责权限,确保内部控制的全面性、重要性、制衡性、适应性和成本效益原则得以落实。

第二,加强风险评估与管理。建立经济活动风险定期评估机制,至少每年进行一次风险评估,当外部环境、业务活动等发生重大变化时及时进行重新评估。对各院区的风险评估涵盖组织、机制、制度、岗位和信息系统等单位层面,以及预算、收支、采购等业务层面,识别风险并确定应对策略,如风险规避、降低、分担和承受等。

第三,规范业务流程控制。在预算业务方面,实行全面预算管理,各院区业务活动全部纳入预算编制范围,采用"两上两下"归口管理的方法编制预算。明确预算管理委员会、预算管理办公室和各预算执行部门的职责,严格规范预算审批和调整程序,强化预算执行和控制,将预算执行结果纳入部门绩效考评。在收支管理方面,健全收入、支出管理制度和岗位责任制,明确收支决策、管理、执行机构的职责。规范门诊和住院患者的收费、记账、退费、结账等流程,加强对支出的审核和控制,严格执行报销制度,确保收支业务合法、合规。在采购控制方面,成立采购工作领导小组,统一领导全院采购工作。规范采购计划、招标采购、合同签订与管理等流程,明确各部门在采购活动中的职责,加强对采购过程的监督,确保采购活动公开透明、公平竞争。在资产业务方面,国有资产管理领导小组办公室代表医院对国有资产实施综合管理,各资产管理职能部门分类归口管理不同形态和类别的资产。建立资产日常管理、清查盘点和报废处置等制度,明确资产使用科室的具体管理责任,保障资产安全和有效使用。在建设项目方面,设立工程项目领导小组和管理办公室,负责建设项目的决策、管理和监督。规范建设项目申请审批、实施、竣工验收等流程,加强对项目进度、质量、安全和资金支付的管理,确保项目顺利推进。在合同管理方面,明确合同监管部门和承办部门的职责,规范合同拟定、审核、签署、履行和备案等流程。加强对合同合法性、合规性和完整性的审查,建立合同纠纷协调机制,保障医院合法权益。

第四,强化信息系统建设。实现多院区的互联互通、数据统一、标准统一,将内部控制流程和关键点嵌入医院信息系统,加强信息平台化、集成化建设。通过信息化手段对经济活动进行实时监控和风险预警,减少人为因素干扰,增强经济业务事项处理过程与结果的公开性和透明度。

第五,加强内部监督与评价。建立健全内部监督制度,明确内部监督的机构、职责和程序,成立独立的内部控制监督小组。定期对各院区的内部控制执行情况进行检查与评价。采用现场检查与非现场审计相结合的方式,对关键业务流程与重要岗位进行重点审查。不仅要关注内部控制制度的落实情况,还要评估制度的有效性与适应性,及时发现制度漏洞与执行缺陷,并提出改进建议。建立内部控制评价结果与绩效考核挂钩机制,对内部控制执行良好的院区与科室给予奖励,对存在问题的院区与科室进行问责,形成有效的激励约束机制,推动各院区积极落实内部控制要求,提升医院整体内部控制水平,为多院区协同发展提供坚实保障。

第五章 郑大一附院多院区发展与展望

郑大一附院坚持以人民健康为中心,以医院高质量发展为目标,坚持做优做强,以医疗为主体、教学科研为两翼,紧紧围绕"质量、安全、服务、效率",狠抓质量提升,筑牢安全之基,改善服务品质,合理节能增效,探索出具有国内先进水平和郑大一附院特色的同城医疗集团管理模式,建立完善的现代医院管理制度,加快国内一流强院建设步伐,不断开创医院高质量发展新局面。

第一节 构建新体系,打造国内一流医院

在全院职工的共同努力下,在床位数总量保持基本稳定的前提下,医院通过多院区协同运营实现服务规模扩张、效率提升与费用结构优化,高质量发展成效显著。多院区综合服务效能显著提升,核心指标实现突破性增长:从服务量来看,2024 年门急诊总量较2021 年(一院四区格局形成当年)增长 25.79%;出院人次较 2021 年增长 33.42%;完成手术及操作数较 2021 年增长 16.62%;出院患者微创手术占比较 2021 年增长 0.69%。从服务效率来看,平均住院日较 2021 年缩短 14.3%,床位周转效率明显提升。从费用控制来看,医疗服务收入占比较 2021 年增长 1.94%;住院次均费用较 2021 年下降21.68%;门诊次均费用较 2021 年下降 3.81%;药品收入占比较 2021 年增长 0.69%;卫生材料收入占比较 2021 年下降 4.35%;抗菌药物使用强度较 2021 年下降 1.29%,构建起规模扩展与质量效益同步提升的高质量发展新范式。

一、全力推动国家医学中心创建

河南省委、省政府高度重视郑大一附院国家医学中心创建工作。2022 年河南省人民政府办公厅发布了《关于加快医学科技创新全面提升卫生健康服务能力的实施意见》(豫政办〔2022〕74 号),提出"依托郑州大学第一附属医院创建国家医学中心,形成我省医学科技创新高峰",之后被正式纳入省委、省政府"13710"督办事项体系。河南省卫生健康委员会印发《关于成立国家医学中心创建推进专班的通知》(豫卫医〔2024〕35 号),成立国家医学中心创建推进专班,加快推进一附院国家医学中心创建和建设进程。院党委自

2023 年以来每年都将国家医学中心创建工作列入医院"十件大事",统筹谋划,扎实推进。为强化组织领导,根据工作实际,及时调整国家医学中心创建工作领导小组,明确主要职责,强化院领导责任分工,形成上下联动、齐抓共管的工作格局。领导小组下设的办公室改由党委办公室牵头负责,各行政职能部门与临床学部配备联络员,确保职责明确,政令畅通。先后成立以院士、长江学者、国家杰青、国家优青、中原学者等为成员的国家医学中心创建专家咨询团,组建以院内专家、院外专家、企业科学家等为成员的创建国家医学中心评审专家库,充分发挥院内外专家在创建工作中的智力支撑保障作用。将148 项攻关项目细分为技术规范类、学科交叉类两类,组织专家进行评审。在深入分析各学科优势和创新攻关方向基础上,拟定《郑州大学第一附属医院创建国家医学中心攻关方向》,从癌症、代谢、感染、生殖、罕见病五个方向和一个智能医疗平台系统进行集中攻关。积极争取技术水平先进、研发投入大、符合相关条件的医药企业参与支持医院创建工作,通过差异化的合作模式,充分发挥各自专长。

二、加快国家区域医疗中心建设

由郑州大学发文成立"首都医科大学附属北京天坛医院河南医院领导班子",全面负责落实推进北京天坛医院河南医院项目基建、科室布局谋划、人才储备和培养、医疗技术引进、科研平台建设,实现管理同质化,该项目拟于 2025 年底正式投入运行。在此期间,北京天坛医院神经内科、神经外科、神经重症、神经影像专家常态化到过渡期医院开展工作,派驻专家均具有主任医师职称,大部分具有科室副主任以上职务,2024 年度已派驻神经疾病专家 41 人 174 人次常态化到郑大一附院开展工作。积极开展 28 项新技术新项目,例如高精度脑血管介入手术机器人的应用、难治性强迫症的脑起搏器治疗、手术机器人联合磁共振引导激光消融治疗脑转移瘤、脊髓电刺激治疗昏迷、硬膜外脊髓电刺激治疗缺血性脑卒中后肢体运动障碍等。北京天坛医院 88 名主任医师的执业地点已办理多点执业,并注册到郑大一附院。国家区域医疗中心围绕天坛品牌、天坛技术、天坛管理的"三个平移",着力在模式创新、体系创新、技术创新、管理创新的"四个创新"上下功夫,全力打造科技创新高地、人才引培高地、医疗服务高地、医院文化高地、医院管理高地的"五个高地",全面提升神经疾病国家区域医疗中心医教研综合实力,从而显著提升全省神经疾病疑难重症诊治能力,努力实现神经疾病"大病不出省"的要求。

三、扎实推进省级医学中心管理

2020 年医院获批七大省级医学中心,包括呼吸、神经、创伤、妇产、骨科、口腔和传染病医学中心。这 7 个专科均为国家临床重点专科,在疑难危重症诊断与治疗、高层次医学人才培养、高水平基础医学研究与临床研究成果转化、解决重大公共卫生问题、医院管理等方面均处于全省领先水平。对内,健全七大省级医学中心考核评价工作机制,对相关指标进行定期考核评价,与其他省级医学中心乃至国家医学中心进行对标,找出差距、落实指标、明确方向、激励发展。对外,通过基层帮扶、专科专病联盟建设、远程医疗等开展全省本专科的疑难危重症诊断与治疗,示范、推广适宜有效的高水平诊疗技术,实现优质医疗资源下沉共享,辐射和引领全省专科发展和医疗服务能力提升。

四、推广"互联网+"医疗服务模式

(一)积极推动智慧医疗体系建设,加强 AI、传感技术在医疗行业的探索实践

国家远程医疗中心持续推进远程会诊、远程心电、远程病理、远程教育等远程医疗业务常态化、规模化开展。目前远程联网协作医院累计达到 1000 余家,其中省级医院 16 家、三级医院 102 家、二级医院 389 家、一级医院 521 家、省外联网及跨国联网 71 家,共同构成"国际-国-省-市-县-乡-村"七级联动的远程医疗服务体系。目前中心每年开展远程综合会诊量 2 万余例,远程心电、病理、影像等专科诊断量 30 余万例,远程教育 300 余次、培训人员 50 万人次;远程电子图书馆会议、期刊等论文下载量高达 403.55 万人次,服务规模在国内遥遥领先,真正实现"让信息多跑路,让专家和患者少跑路"。开发远程医疗科普教材六部曲,《远程医疗科普宣传海报》《远程医疗知识库》等科普资料,强化科普在远程医疗发展中的地位,促进远程医疗业务全面发展。连续五次承担"一带一路"国家远程医疗培训班,分享我国远程医疗技术和最佳实践经验。

(二)互联网医院功能应用持续拓展

互联网医院微信小程序已开通线上门诊、在线咨询、慢病续费、病案邮寄等一系列服务。在互联网医院上线"慢病续方"功能,患者只需通过手机线上续方,药品即可配送到家,实现慢病续方、医保报销、线上支付、送药到家的全流程服务。2024 年已开通线上医生 3294 人,设置线上门诊 59 个,共完成在线咨询和线上门诊 9.07 万次。

(三)打造线上线下一体化就医服务新模式

智慧服务中心(96299)旨在打通患者与医院之间、医院各部门之间的"专属通道"。自 2024 年 9 月正式投入使用以来,累计产生通话 25.84 万次,服务患者及职工 11.69 万人次,其中院外咨询 8.59 万次、院内咨询 27.53 万次、受理 12345 热线工单 394 件,所有咨询和投诉建议均得到了有效回应;协助完成医疗院内会诊 18.98 万次,其中院内多学科会诊 366 次、急会诊 9 次、护理院内会诊 72 次;完成重症患者转运 7 次。96299 在不断优化患者就医流程的同时,持续提升职工与患者就医的获得感、幸福感、安全感。

(四)落实分级诊疗体系建设,多措并举助推优质医疗服务延伸

积极履行社会责任,医院通过城乡医院对口支援、驻扎式帮扶、专家教授故乡行活动、优质服务系列活动、专科(病)联盟建设、社区卫生服务中心协作、援外及援疆等形式,在技术帮扶、学科建设、培训带教、物资帮扶、资源共享、制度建设、来院进修等方面给

予支持,将优质医疗服务带到人民群众身边,提升受援地区医务人员技术水平、管理水平,进一步推动优质医疗资源向城乡基层下沉延伸。每年选派约 50 名医师赴受援单位开展城乡对口支援工作,对口支援的 10 家县级医院(妇幼保健院)中有 7 家晋升为三级医院;医院与省内外 108 家医院签订协作医院协议,常态化下沉优质医疗资源,2024 年医院还将驻扎式帮扶升级为"组团式帮扶",共帮扶 46 家县级医院、派驻医务工作者 150人,完成门急诊量 28.38 万人次,手术 3612 台,科普 1056 场;每年举办"优质服务"系列活动 100 余次,五年累计派出专家 2 万余人次参与义诊、基层学科帮扶工作;医院累计派出 11 批、共 93 名优秀骨干专业技术人员和管理人员赴哈密市"医疗援疆";援外医疗任务中,医院牵头参与了 20 批次医疗队工作,共计派出 104 名医疗人员赴赞比亚、埃塞俄比亚、厄立特里亚和科威特执行援助任务,先后多次荣获全国最美援外医疗队、全国最美援外医生、全省援外医疗工作先进集体和个人荣誉称号。医院还通过远程医疗、专科联盟等搭建三级诊疗协作网,为壮大卫生健康人才队伍、提升卫生健康人才专业技术水平和服务能力做出了重要贡献。

第二节　引领新趋势,学科建设百花齐放

专科建设是现代医院发展的关键。医院通过科学布局和动态调整,不断优化专科结构,加强不同专科之间的紧密合作与交叉融合,实现了专业化发展与综合创新的双重目标,重大疾病诊疗水平和疑难危重患者救治能力进一步提升,突发群体重大疾病的防控及处置能力进一步增强,国内优质医疗资源总量进一步增加,优质医疗资源分布更加均衡。

一、临床专科能力快速提升

(一)创新医疗技术应用能力明显提升

医院始终坚持瞄准国内外医学科技前沿,以心、脑、肺、肝、肾、耳鼻喉、眼、妇产科等优势学科为支撑的大器官疾病综合诊治技术始终处于全省领先地位,达到国内先进水平。医院已获得开展器官移植领域全部六大"牌照",器官移植术后存活率已达世界先进水平,肝、肺、肾移植手术例数居国内前五,小儿肾移植例数连续五年居国内第一;已成功开展泌尿、妇科、肝胆、胃肠、肛肠、胸外等 11 个专业的各类达芬奇机器人手术,累计完成上万例手术,被授予达芬奇手术机器人中国泌尿外科、妇科、结直肠外科等临床手术教学中心;成立河南省医学 3D 打印中心,建成全国医工交叉合作示范基地,3D 打印技术在骨科、耳科、泌尿外科等多个学科开展应用,在功能性的各类生物材料复合支架、植入物、数字影像建模及制备材料研发等多方面不断取得新突破;积极开展新技术,在食管癌防治、生殖医学、神经介入、微创治疗、器官移植等多项技术上填补国际国内空白。生殖医学部

孙莹璞教授团队完成国际首例通过"植入前胚胎单细胞基因组微缺失微重复识别新技术（GeMiLa）"帮助遗传性手足裂患者诞生健康婴儿。生物细胞治疗中心张毅教授团队与赛德特生物制药有限公司达成战略合作，自主研发的"一种用于免疫治疗的新型融合蛋白、基因、重组载体、宿主细胞及应用""一种肿瘤细胞干性限制型 CAR 及其应用"等专利技术转让总金额约 8000 万元。

（二）优化医疗服务模式得到广泛应用

1. 加强省级专病诊疗中心建设

医院以满足重大和疑难复杂疾病的临床需求为重点，积极吸纳先进的诊疗理念，打破传统学科划分和专业设置壁垒，以 MDT 为基础，集聚专家人才，建成河南省间质性肺疾病诊疗中心、肺栓塞与肺动脉高压诊疗中心、垂体瘤诊疗中心、癫痫诊疗中心、帕金森病诊疗中心、肝癌诊疗中心、盆腔肿瘤诊疗中心、肝病诊疗中心、布-加综合征诊疗中心、甲状腺结节诊疗中心等省级专病诊疗中心，全力推动专科医疗服务能力的高质量发展，患者在专病诊疗中心可以完成问诊、筛查、诊断、诊疗、康复和居家护理指导等流程，实现全方位、立体化的"一站式诊疗"服务，有效解决院内疑难危重症患者的救治。

2. 推动亚专业建设

32 个临床医学部完成亚专科细化，明确设置亚专科带头人，建立亚专科人才梯队，推动学科专业化和精细化发展，提升医疗服务质量，实现学科可持续发展；推动门诊挂号系统优化升级，实现学科-亚专科-专家模式，强化了亚专科精细化管理；开设专科专病门诊 86 个，累计接待患者 14.35 万人次。

3. 日间诊疗服务优势凸显

持续推进肿瘤日间诊疗工作，有效减轻患者经济压力，缩短就医住院时间。2024 年度共收治患者 2.29 万人次，其中化疗患者 8237 人次、放疗患者 2356 人次、免疫治疗 3145 人次、靶向治疗 2465 人次、其他治疗 3713 人次，平均住院日 3.67 天。运用雕龙数字医务管理系统等信息化手段，对日间手术质量控制指标进行实时监控管理、数据分析；制定日间手术绩效奖惩保障方案，引导临床积极主动开展日间医疗服务工作；开通日间手术绿色通道，医技辅助科室设立日间手术专员，手术部开通门诊预约日间手术功能；规范日间手术病历书写，推进电子病历建设专科化。经省卫健委、省医保局审核新增日间手术病种、术式 402 种，医院开展的日间手术术式达 1110 种，完成日间手术 3.31 万例，占比达 11.89%。

4. 优质专科护理服务纵向延伸

落实责任制整体护理，规范护理行为，全院优质护理服务病区覆盖率达 100%。做优专科护理，开设伤口造口、母乳喂养、语音治疗、儿童哮喘、儿童保健、助产士、孕期营养、腹膜透析、生殖心理咨询、糖尿病、造血干细胞移植等多个专科护理门诊。积极开展护理新技术、新业务。例如，开展的可视化鼻肠管置管术、耳内镜引导下改良冲洗工具的上颌窦穿刺冲洗技术等多项新技术、新业务,填补了河南省空白。同时建立皮肤护理、静脉治疗、营养护理等护理专业小组,承担全院疑难、危重、复杂患者的护理问题的查房、会诊及诊疗工作,进一步提升专科护理质量。开展"互联网+护理服务",在互联网医院中开通"线上护理咨询",将护理工作向社区、家庭延伸。通过开展"专家行、助基层"等活动,逐步带动基层医院护理水平的提升。

5. 精准用药服务能力明显增强

开设合理用药咨询门诊和咳喘药学服务门诊以及高血压、糖尿病、慢性阻塞性肺疾病、病毒性肝炎、慢性心衰、慢性肾病和肿瘤等以慢性疾病药学管理为主的药物治疗管理门诊;实施驻科药师模式,实现驻科病区医嘱审核100%覆盖;联合肿瘤医学部牵头启动恶性肿瘤骨转移 MDT 全院模式,规范恶性肿瘤骨转移全流程诊疗服务;针对抗菌药物使用,实施药学会诊,2024 年度完成会诊 5086 例,覆盖各院区 210 个病区;围绕重特大慢性病药学服务需求,开展院内院外一体化全程药学服务、药学随访中心,建设药学服务数据库;优化临床药物检测项目,开展血药浓度检测 40 个,血药浓度检测达 86 004 例次,基因检测项目涵盖 70 余种药物,药物基因检测达 71 555 人次,内源性物质检测达 24 072 例次;新建毒物筛查方法 25 种,基于气质联用技术开发了 19 种挥发性毒物检测的方法学,构建 78 种农药及灭鼠药定量检测的方法学,完成中毒药物和毒物筛查 343 例。

6. 推广中西医协同诊疗模式

开展知名老中医学术思想与临证经验传承研究,培养中医业务技术骨干;开展"西学中"培训工作,培养高层次中西医结合人才。打造临床科研一体化中西医结合创新团队,开展中西医协同攻关,在每个院区设立中西医协同医疗组,在肿瘤、胸外、妇科、感染科等 10 个病区开展试点,对重点患者实施中西医结合联合诊疗,制订出中医适宜病种的中西结合联合诊疗方案和措施,开展中药制剂和中药新药的研发,把中西结合联合诊疗推到实处。组织联合查房 57 次,会诊患者 1129 人次,开立处方 734 人次。

(三)提高医疗质量安全水平

医院质量与安全管理委员会是医院全面质量管理工作的最高决策组织,下设 24 个专业质量与安全管理委员会,日常工作由质量控制处负责(图 5-1)。各学部、科室设科室质控专员,建立"院-部-科"医院三级质量控制体系,以强化岗位职责为基础,以环节质量控制为重点,以终末质量信息反馈为导向,优化医疗、护理、医技、药学、行政、后勤各专业质控指标,设立质量改善目标;将医疗质量安全管理工作融入专科能力建设工作,利用品管圈(quality control circle,QCC)、PDCA(plan-do-check-act)循环、失效模式与效应分析(healthcare failure mode and effect analysis,HFMEA)以及根本原因分析(root cause analysis,RCA)等多维质量管理工具进行科学管理,加强质控指标应用和医疗质量安全数据收集、分析、反馈,查找工作中的薄弱环节及漏洞短板,实现质控工作流程体系化、机制化、科学化、规范化、考核常态化。质控工作要树立标杆,建立一级质控标杆典型科室,发挥示范引领作用,带动多院区质控工作开展,不断提升医院质量管理内涵,为人民群众提供优质高效的医疗卫生服务,使门诊患者满意度、住院患者满意度、职工满意度不断攀升。

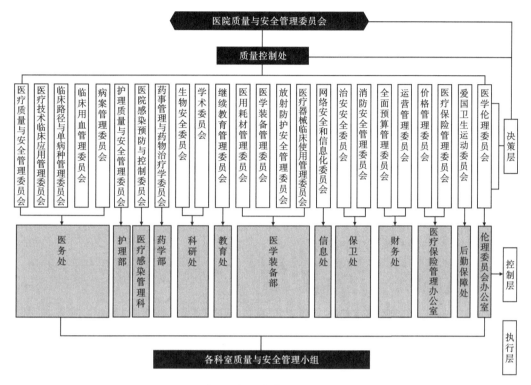

图5-1　医院质量与安全管理委员会组织架构图

医院从2013年3月份护理部首先开始学习运用品管圈以来,用品管圈手法解决护理质量管理中遇到的问题,后推广至药事、影像、后勤、门诊等部门,促进了品管圈及多维质量管理工具在医疗领域中的广泛应用,使全院逐步建立形成自上而下、自下而上的质量安全管理体系。十年来,医院累计参加11届全国医院管理工具大会/全国医院品管圈(多维工具)大会,获得特等奖1个、一等奖28个、二等奖21个、三等奖7个、优秀奖5个。

同时,医院还承建了28个省级医疗质量管理与控制中心(表5-1),占全省的43.75%。其中26个中心隶属于省卫健委医政处管理;河南省人体器官移植医疗质量控制中心由省卫健委应急处进行管理;河南省辅助生殖技术质量控制中心由省卫健委妇幼处进行管理。各质控中心要纵向加强与本专业上、下级质控中心沟通联系,准确把握国家要求,指导下级质控中心开展工作;通过建立标准化、同质化、科学化管理模式,每年至少开展2次医疗质量专题培训,指导质控对象持续改进医疗质量,从而推动我省医疗质量的持续改进,同时引领、促进医院医疗质量同质化建设;横向增进与同级质控中心合作交流,相互借鉴经验,有计划地提高人才队伍质控素养与技术水平。

表 5-1　河南省省级质控中心

序号	省级质控中心	成立年份	序号	省级质控中心	成立年份
1	河南省临床检验中心	1984	15	河南省门诊管理医疗质量控制中心	2021
2	河南省医院感染管理质量控制中心	2003	16	河南省放射影像质量控制中心	2021
3	河南省血液净化治疗质量控制中心	2005	17	河南省罕见病医疗质量控制中心	2022
4	河南省普通外科专业医疗质量控制中心胃肠外科专业组	2011	18	河南省静脉血栓栓塞症诊疗质量控制中心	2022
5	河南省药事管理专业医疗质量控制中心	2011	19	河南省整形美容专业医疗质量控制中心	2022
6	河南省人体器官移植质量监控中心	2011	20	河南省妇科医疗质量控制中心	2022
7	河南省传染病医疗质量控制中心	2012	21	河南省神经系统疾病专业医疗质量控制中心	2024
8	河南省病案管理医疗质量控制中心	2014	22	河南省耳鼻咽喉专业医疗质量控制中心	2024
9	河南省临床用血质量控制中心	2017	23	河南省辅助生殖技术质量控制中心	2012
10	河南省脑损伤质控评价中心	2017	24	河南省骨科专业医疗质量控制中心	2025
11	河南省核医学质量控制中心	2018	25	河南省泌尿外科专业医疗质量控制中心	2025
12	河南省胸外质量控制中心	2020	26	河南省皮肤与性传播疾病医疗质量控制中心	2025
13	河南省口腔质量控制中心	2020	27	河南省医学信息专业质量控制中心	2025
14	河南省创伤医疗质量控制中心	2021	28	河南省体外生命支持（ECMO）专业医疗质量控制中心	2025

（四）临床专科建设成效显著

医院现有国家临床重点专科 24 个,包括临床药学科、骨科、妇科、专科护理、心血管内科、心脏大血管外科、神经外科、麻醉科、病理科、重症医学科、呼吸内科、神经内科、普通外科、泌尿外科、眼科、急诊医学科、医学影像科、老年病科、肿瘤科、消化内科、胸外科、肾脏内科、生殖医学科、感染性疾病科,医院核心竞争力明显增强。作为专科建设的补充,获批"十四五"河南省省级临床重点专科 11 个,包括儿科、口腔科、传染病科、皮肤科、康复医学科、小儿外科、妇产科、疼痛科、精神病科、整形外科、运动医学科,医院的医、教、研能力居省内领先水平。

在 2023 年度中国医院综合排行榜(复旦版)中,医院获评 A++++等级,位于国内第一方阵(前 20 位);生殖医学、临床药学、麻醉科、急诊医学、疼痛学 5 个专科进入全国专科综合排行榜前 10 名,重症医学、整形外科、眼科、血液科、胸外科、心血管病、小儿外科、小儿内科、神经外科、烧伤科、普通外科、内分泌科、精神医学、健康管理、检验医学、核医学、妇产科、放射科、传染感染科、病理科、变态反应、全科医学、肾脏内科 23 个专科获得专科声誉提名;在所有上榜专科中,医院专科全部处于省内领先地位。

二、优势学科集群建设形成

医院坚持把创新摆在高质量发展的核心位置,以科研平台建设为基础,强化创新团队建设,建立健全科技成果转化机制,打造良好科技创新生态,推进重大项目和成果落地。郑州大学临床医学作为国家"双一流"建设学科,基本科学指标数据库(essential science indicators,ESI)为 0.551‰(2024 年 11 月),全球排名跃升至第 359 位,国内排名第 15 位,医院贡献率显著。

医院获批河南省教育厅重点学科 7 个,包括临床医学、口腔医学 2 个一级学科,"肿瘤防治"学科群、重大慢性代谢性疾病综合防控、生殖及遗传性疾病防治 3 个优势学科群,智能医学与生物医学、医学工程技术 2 个新兴交叉学科。获批河南省医学重点学科59 个(含 8 个重点支持学科)、重点培育学科 8 个。在医院两届学术委员会的指导下,以优势学科横向辐射带动、纵向深入发展,凝练布局了八大重点建设学科集群:恶性肿瘤发病机制研究与临床转化、生殖及遗传性疾病防治、代谢性疾病研究与临床转化、眼部疾病发病机制与精准治疗、感染性疾病预防与治疗研究、精准手术治疗与机器人应用、精准临床药学与新药研发、数字医学。在此基础上,挖掘了 28 个医工交叉研究团队,涵盖临床医学、公共卫生与预防医学、计算机科学与技术、管理学、统计学、药学、材料科学与工程、医学技术等一级学科。

(一)高层次科研平台建设不断优化

医院科研创新载体建设成效显著,现已构建起"国家级-省部级-市厅级-校院级"梯次分明的科技创新平台体系,包括 4 个国家级平台(省部共建食管癌防治国家重点实验室、移动医疗技术与服务国家地方联合工程实验室、互联网医疗系统与应用国家工程实验室、国家卫生健康委员会脑血管病防治重点实验室)、84 个省部级平台(省重点实验室11 个、省临床医学研究中心 4 个、省院士工作站 2 个、省工程技术研究中心 13 个、省国际联合实验室 21 个、省工程研究中心 33 个)、100 个市厅级平台、37 个校/院级平台。平台建设多元化发展,围绕基础研究、临床转化、工程应用等方面形成了完整的创新链条。

（二）高级别科研项目不断突破

近五年，共获批国家级项目/课题 617 项，获资助总经费 3.28 亿元，其中国家科技重大专项 1 项、国家重点研发专项 13 项、科技创新 2030 专项 3 项、国家自然科学基金优秀青年项目 2 项、中组部万人计划青年拔尖人才项目 3 项、中科院 A 类战略性先导科技专项 1 项、国家产业技术基础公共服务平台项目 1 项；获批省级、市厅级科研项目 966 项，累计获批经费 4958 万元；横向项目 395 项，经费 2.64 亿元。为全面提升医院整体科研和学科建设水平，鼓励青年骨干人员加强多学科合作和医工、医理交叉融合，医院加大科研经费投入，与省卫健委联合设立"委院共建项目"，与郑州市科技局联合设立"基础研究与应用基础研究项目"，与郑州大学联合设立"人才培育项目"，在院内设立科研创新团队项目、护理科研专项等，近 5 年来医院总投入经费达 2.68 亿元。医院近 5 年承接临床试验项目 1541 项，签署临床试验合同总额 11.84 亿元，其中医疗器械临床试验项目 103 项，体外诊断试剂临床试验项目 10 项；新增郑大一附院作为组长单位的项目 28 项，其中药物临床试验 11 项；荣获 2023、2024 年度中国生物医药产业链创新风云榜"最具影响力临床研究机构"，在《CCHRPP 全国 GCP 机构药物临床试验量值》排行榜中排名第 14 位。

（三）高水平科研成果奖不断涌现

近 5 年以医院为第一作者单位和第一通讯作者单位累计发表的学术论文 17 001 篇，其中中文核心期刊论文 6612 篇、SCIE 收录期刊论文 5111 篇，出版图书 26 部，为医院赢得了国际学术界的广泛关注和赞誉。近 5 年累计获得各级各类成果奖 496 项，其中国家科技进步二等奖 2 项、省级一等奖 19 项、中华医学会科技奖一等奖 1 项、三等奖 1 项，中华医学科技奖青年科学技术奖 1 项。共获得专利授权 2763 项，包括发明专利 608 项、实用新型专利 2142 项和外观专利 13 项，专利转让金额达 15 657.22 万元。在《2023 中国医院创新转化 100 强》中，医院专利授权量排名全国第五，发明专利授权量排名全国第二，医院在创新转化方面显示出强劲实力。

（四）医院综合科技水平持续提升

医院在 2023 年度中国医院科技量值（science and technology evaluation metrics, STEM）全国排名第 15 位，较去年提升 7 位；2019—2023 五年总科技量值（accumulative science and technology evaluation metrics, ASTEM）全国排名第 18 位，较去年提升 3 位。放射学、普通外科学、肾脏病学、护理学、肿瘤学、神经病学、急诊医学 7 个学科跻身全国前十；麻醉学、心血管病学、呼吸病学、消化病学、血液病学、内分泌病学与代谢病学、风湿病学与自体免疫病学、神经外科学、胸外科学、泌尿外科学、骨外科学、妇产科学、口腔医学、精神病学、危重症医学、超声医学 16 个学科跻身全国前二十榜单。医院连续两年被中国研究型医院学会评为"研究型医院"，彰显了医院科研实力的稳步提升。

第三节　提升新效能,健全运营管理体系

一、建设可视化高效运营管理中心

聚焦医疗技术、管理效率与资源整合能力的全面提升,以建立基于价值医疗的医院运营管理体系为总体目标,医院从组织流程、工作重点、服务方式三方面推动运营管理变革,强调通过技术融合与数据赋能实现高效运营。搭建以医院信息化为核心驱动的 OES 系统,打通业务与财务数据壁垒,互联共享数据信息;以业务驱动为核心,搭建招标、采购、支付、结算等全流程一体化耗材管理体系;依托 HRP 系统,建立多部门协同参与的科研项目管理体系;升级国家远程医疗中心服务体系,强化河南省远程综合会诊服务能力;智慧互联,通过医疗器械唯一标识(unique device identifier,UDI)、智能 APP、耗材箱等数字化工具,实现技术服务与业务场景深度融合;基于业务管理需求采集数据,建立分析模型与质量控制体系,支撑数据驱动的科学决策。

二、学部–科室运营分析与辅导

在医疗体制持续深化改革背景下,公立医院推行运营助理服务模式已成为深挖内部潜力、主动实现提质增效的有效手段,更是推动医院管理模式与运行方式转变,迈向精益管理的关键所在。2020 年,国家卫生健康委与国家中医药局相继发布《关于开展"公立医疗机构经济管理年"活动的通知》(国卫财务函〔2020〕262 号)以及《关于加强公立医院运营管理的指导意见》(国卫财务发〔2020〕27 号)。文件明确指出,应积极推行运营助理员制度,并要求大力推进运营助理工作。国家一系列旨在强化医院运营助理工作的重要政策陆续出台,彰显出在当前新形势下,公立医院推行运营助理模式具有极高的紧迫性与必要性。

医院以 37 个学部为基础,构建"运营专员–成本专员–绩效专员"的运营助理服务模式(图 5-2),每五个学部配备一名运营专员负责对接科室,实行分片包干管理制度,推行目标管理制,对各临床、医技科室开展系统化、全方位运营分析和指导,全面参与了解各科室业务开展情况,将临床业务与医院管理深度融合。同时,每一个运营专员都配备相应的成本专员和绩效专员帮助运营专员进行科室成本核算和学部绩效管理,及时反馈学部运营管理结果,确保各科室实时掌握其运营和医疗工作进展情况,不断提升和改善科室综合运营效能。

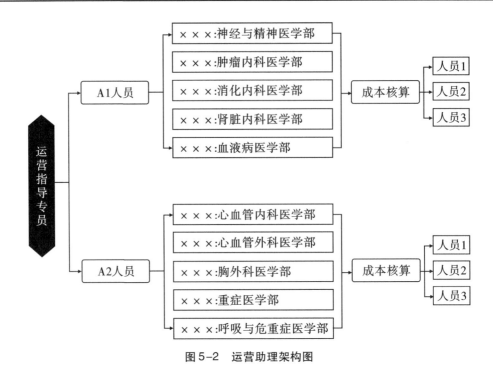

图 5-2　运营助理架构图

在运营分析工作中,运营管理部从学部环境、收治结构、运营效率、绩效评价 4 个关键维度,对临床科室展开运营数据分析。通过与科主任密切沟通,对科室一系列相关数据进行系统性分析,助力科室高效开展运营管理工作。其中,人员配置与流动情况,有助于评估科室人力资源利用效率;医疗收入情况,可直观反映科室业务开展的经济成效;收入结余情况,能为科室运营成本控制与效益提升提供关键参考;CMI 作为衡量科室收治病例难度的重要指标;出院人数、平均住院日、床位周转次数、床位使用率等数据,综合反映科室医疗服务效率与资源利用程度;药耗占比、出院患者手术占比、出院患者四级手术占比、出院患者微创手术占比,分别从不同角度体现科室医疗服务的结构与技术水平;医疗服务收入占比,突出医疗服务价值在科室收入构成中的地位;门诊住院次均费用、门诊住院次均药品费用等数据,聚焦患者就医负担情况。此外,运营管理部联合医疗保险管理办公室,基于 DIP 付费模式,对科室亚专业病种成本盈亏情况展开深入分析讲解,为科室在医保支付方式改革背景下优化病种结构、提升成本效益提供科学依据与决策支持。

在科室宣讲工作中,运营管理部负责向临床科室宣讲国家层面相关政策和医院各项规章管理制度,帮助科室了解医院发展战略与运行动态。在宣讲过程中,积极主动地搭建沟通桥梁,及时收集科主任、护士长针对各职能部门所提出的建议与意见。以临床需求和问题为导向,充分发挥协调作用,协助临床科室开展多部门协作与联系。同时,建立规范化工作台账,运用科学的管理方法对各项协作事务进行详细记录,对相关工作进展及时跟踪反馈,并严格履行督促落实职责,确保各项任务能够高效完成,推动医院运营的顺畅性与协调性。

三、控制成本专项实践

介入手术室作为医院关键的公共平台之一,具有资金投入大、资源调度复杂、涉及人员广、业务不确定性高等特征。优化介入手术室资源配置,不仅能有效削减医院隐性运营成本,还可显著提升患者周转效率及手术服务质量。然而,过往的运营管理理念多聚焦于成本核算与分摊,其复杂的计算模式晦涩难懂,使临床科室在缺乏充分共识的情况下被动配合,难以切实达成提升效率的目标。

为降低介入手术室运营成本,充分发挥其国内一流诊疗设备的品牌优势,运营管理部通过对介入手术室进行深入调研,发现存在材料浪费严重、服务科室范围受限、人员与设备成本高昂、成本分摊不合理、绩效水平偏低等问题。经与手术医生、介入手术室工作人员以及管理层多方面深入沟通后,决定从控制科室成本和开放介入手术室服务权限两个维度入手,对介入手术室开展专项优化行动。

其一,对于高值不计价材料和一次性消耗品成本,由手术室和手术科室按一定比例共同承担。手术科室承担比例依据手术量分摊至各个科室。此举措一方面有助于增强手术科室的成本意识,促使其减少不必要的支出;另一方面可减少部分不属于介入手术室的成本,提高介入手术室的收入结余。

其二,开放介入手术室服务权限,面向全院手术科室开展业务,最大程度地增加工作量,使手术室设备成本能够尽可能多地分摊到每一台手术中,从而摊薄人员和设备成本。虽然材料成本通常会随着工作量的增加而刚性上升,但对比方案调整前后的工作量与材料消耗情况,发现工作量稳步增长的同时,材料消耗总体保持稳定,这意味着相对成本得以降低。

四、提质增效专项实践

为了解决中心手术室运营效率低问题,保障手术顺利开台、手术麻醉流程的高效运转,切实提高中心手术室工作的质量和效率,医院运营管理部通过对外科手术医生、手术麻醉部、医务处、护理部、后勤保障处等工作人员的访谈和调研,多次召开相关主题的研讨会议,广泛征集各方意见,出台了《手术麻醉部提质增效实施方案》。

以中心手术室流程优化为重点,明确中心手术室提质增效各环节的实施内容和步骤(图5-3)。手术科室必须于前一天11:00前向手术室报送手术患者,如患者出现突发情况,应于前一天18:00前与手术室进行沟通更改手术患者信息。当天首台手术必须于07:50前完成三方核查工作,并于08:30前开始切皮。接台手术患者应当在完成手术患者离开手术间30分钟内接入手术间,接台手术患者进入手术间即可开始三方核查、术前准备、切皮开台。如此循环形成闭环管理。标准化操作流程以及操作规范形成之后,手术麻醉各环节工作人员在日常工作中不断强化流程意识、标准意识,积极按照要求推动各项工作有序开展。运营管理部每天对手术开台情况进行统计和公开,对造成手术延迟的责任人进行沟通,并进一步监督方案落实。月末根据当月开台情况,对完成术日 08:30 前开台的治疗组给予首台手术费上浮的激励政策。同时,手术麻醉部对执行情况优秀的治疗组在术日及分台方面给予优先支持。每月对治疗组首台手术开台情况、停手术情况进行汇总,对未达到要求的治疗组采取减少术日及经济处罚。通过在绩效管理中加入合理的奖惩机制,促进相关人员更加积极主动、自觉自发地投入提质增效工作中。

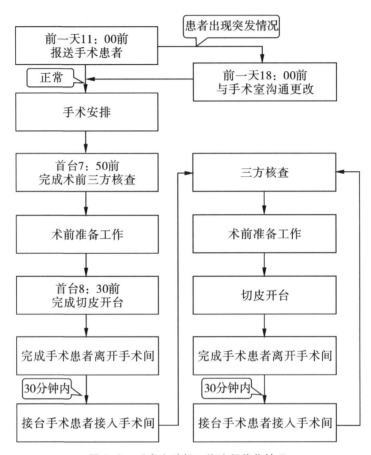

图 5-3　手术麻醉部工作流程优化情况

方案实施后,从开台时间准时率来看,首台手术平均开台时间为 08:18,准时开台率为 96.01%;从接台时间来看,河医院区和东院区共有 24 505 台手术衔接时间在 30 分钟以内,平均接台时间为 24 分钟,有效占比为 85.12%。手术麻醉部的工作流程逐渐规范化,各环节时间点更加明确,提质增效工作取得了显著成效。首台开台时间准时率大幅度提高,接台时间明显缩短,工作效率大幅度提高,医护人员的工作压力得到有效缓解,休息时间得到了保障。该方案不仅充分调动了工作人员的工作积极性,同时也得到了手术科室及手术麻醉部工作人员的高度认可,得到了业内同行及手术患者的一致好评。

第四节　激活新动力,加强人才队伍建设

医院始终坚持人才强院战略,使人才队伍不断壮大,人才结构不断优化,人才评价体系更加完善。培养一流医学领军人才和科技创新团队,创新临床医学博士后培养模式,实施"十年千人"出国(境)人才培养计划,使临床多学科诊疗队伍、专职临床科研队伍不断壮大,管理人才专业化水平持续提升,"医、教、研、管"四类人才茁壮成长,为医院高质量发展赢得新优势。

截至2024年底,全院有在职职工15 710人,其中卫生技术人员14 058人,占比89.48%;正高级职称878人,副高级职称2292人;具有博士学位的职工2638人,硕士3627人。高层次人才中,有诺贝尔奖获得者1人、中国工程院院士1人、特聘院士15人、长江学者特聘教授3人、"973"计划首席科学家3人、中组部"万人计划"科技创新领军人才2人、中组部"万人计划"青年拔尖人才3人、中科院"百人计划"专家2人、中原学者8人,享受国务院政府特殊津贴专家33人。

一、临床应用型人才培育

(一)加大学科带头人培养力度

以造就符合时代需要的战略科学家与医学领军人才为目标,制定学科带头人的引育政策、平台和机制保障;扩大科技创新领军人才、杰出青年、优秀青年的引育培养。医院有中华医学会专业分会前任/现任主委4人,专科分会副主委4人,常委18人,其他国家级学会任职常委以上职务达39人;在河南省医学会及医师协会担任主委/会长职务分别达53人和31人,占比均超过50%,为各专业领域的学科建设、人才培养、科学研究做出了突出贡献。

(二)壮大临床多学科诊疗队伍

MDT覆盖病种持续扩大,记录在案且正常开展工作的MDT团队达126个,涉及病种802个,其中涉及肿瘤专业的团队32个,重症专业团队11个,四级手术术前讨论团队26个,其他特色疑难罕见病如疑难性癫痫、帕金森病及运动障碍性疾病、慢性顽固性疼痛等团队47个。医院致力于发展交叉学科,赋能复合型人才,打造"雁阵"梯队,培养学科接班人。

(三)做好第二次人才资源开发工作

充分发挥退休高级老专家的专业技术特长及示范引领作用,对退休返聘及延迟退休人员强化规范管理,支持遴选终身教授、首席科学家和首席专家,使其继续发挥余热,持

续带动青年人才成长,促进团队协作与学术传承,有利于促进年轻专业技术人才的成长。目前在院老专家184人,其中医疗岗位177人,护理岗位1人,技师岗位2人,药师岗位4人。

(四)加大专科护士培养力度

坚持高标准、严要求、规范化、科学化管理模式,不断探索专科护士的合理使用和规范管理,5年来累计培养院内专科护士812名,覆盖16个专科领域,进一步推动临床护理专业化发展和护理人才培养,护士的职业认同感、获得感、荣誉感明显增强。

二、临床-教学复合型人才培育

医院有临床医学、护理学、临床药学、口腔医学、中西医结合、医学技术6个一级学科进行研究生培养工作,有25个博士学位授权点,48个硕士学位授权点。"院办学"为主的医学教育体制改革全面落地实施,建设第一临床医学院、口腔医学院,承担着郑州大学临床医学系、医学检验系、预防医学系、口腔医学系及医学影像系的本科生,硕、博研究生和留学生的教学任务。医院是全国住院医师规范化培训基地,是河南省住院医师规范化培训示范基地,是河南省专科医师培训中心。

医院拥有一支强大的师资队伍,博士生导师187人,硕士生导师925人,为全国各地输送了大批高水平医学人才。近5年累计培养博士420余名,硕士近4000名,来华留学研究生70名;在"5+3"医学生培养模式创新"金种子"人才培养计划,在大三和大四学生中挖掘具有卓越潜力和创新精神的57名临床医学生进入该培养计划,为医学领域培养拔尖创新人才;招录住院医师规范化培训学员1900余人,专科医师规范化培训学员180人;来自省内、外的进修生1.2万余人。临床医学专业以优异成绩通过教育部专家组专家评定,住院医师规范化培训工作实现荣誉"大满贯"。先后荣获河南省高等教育教学成果特等奖1项,教育部"十三五"教育科研规划全国重点课题一等奖1项,在第八届大学生临床技能大赛竞赛中荣获特等奖,在首届全国来华留学生技能竞赛中荣获优异团队、最佳合作团队以及内科、儿科单项桂冠。医院专家作为主编参与编写国家规划教材6部,主编代表性专著88部。

三、临床-科研复合型人才培育

发展壮大专职临床科研队伍。实施临床医学博士后培养项目,新进博士须在入职时同步纳入郑州大学临床医学博士后培养,入站后同时作为师资进行双线培养。实施博士后专项科研启动金、委-院科技攻关联合共建基金项目,为青年科学研究送上"第一桶金"。医院自建站以来共接收博士后科研人员620名,承担省部级以上科研项目301项,其中国家自然科学基金面上项目13项、青年基金127项,中国博士后科学基金面上资助104项、中国博士后科学基金特别资助19名;获得各类人才项目52项,其中国家资助博士后研究人员计划 B 档 2 人、C 档 39 人。在核心期刊发表论文 500 余篇,为医院科研产出、郑州大学 ESI 排名,以及双一流建设做出重要贡献。

四、医院管理人才培育

建设医院管理人才专业化队伍。成立河南省医院管理研究院,启动管理骨干、党支部书记培养项目,切实提高管理人员的身份意识,不断增强责任意识,加快提升履职能力。3 年来输送 80 余人次青年骨干到职能部门轮岗培养,培育"临床专业+管理专业"复合型青年人才;实施党支部书记"双带头人"培育工程,将 152 名优秀党员选拔任用到副科级岗位,"双带头人"占比高达 93%。

五、高层次人才引培

加大高层次人才引培力度。2023 年医院建立了领导班子联系高层次人才制度,制定了《面向海内外引进高层次人才实施办法(试行)》《高层次人才培养实施办法(试行)》,完善人才引培机制,对引进的高层次人才实行"一人一议""一事一议",分层次给予相应科研启动经费,并配备工作人员及实验场地。累计全职引进高层次科研人才 9 人、柔性引进高层次临床/科研人才 26 人;培育中原学者、中青年卫生健康科技创新领军人才、"中原英才计划(育才系列)"等省级高层次人才 45 人。

第五节　建设新文化,凝聚人心聚力发展

一、患者至上,构筑有温度的医疗生态

聚焦群众就医过程中的急难愁盼问题,以信息化手段为支撑,持续优化就诊流程,提升患者就医体验。院内全面推进会诊转诊、门诊患者医技检查 24 小时内完成、病案复印线上线下一体化服务、院内智能导航、诊间支付、病区结算、医保电子凭证全场景应用的"便民就医少跑腿"七大举措,做到让"信息数据多跑腿,患者少跑腿";开通互联网医院平台,实现了慢性病患者线上续方、在线复诊、健康咨询、病案邮寄等一系列线上便捷医疗服务。医院扎实推进国家神经疾病区域医疗中心,切实提升医院神经疾病诊疗技术和医疗水平,减少患者跨区域就诊,减轻患者就医负担,实现"大病不出省"的民生举措。医院还常态化开展"对口支援""优质服务基层行""优质服务乡村行""优质服务远程行"系列活动,深入推进专科(病)联盟建设、县域医共体学科、远程医疗协作网建设,通过点对点帮扶、一对一帮带、面对面交流,促进优质医疗资源下沉,让百姓在家门口就能享受到省级专家的诊疗服务。

为提升老年患者就医体验,医院推进助老陪诊志愿服务。作为河南省首批"老年友

善医院"，在各院区门诊楼一楼大厅醒目处设立"老年及重点人群关爱帮扶站"，由门诊科护士长及护理团队组成陪诊人员，协助老年患者进行挂号、报到、候诊、就诊、缴费、预约检查、交代检查前的注意事项等"一站式"免费陪诊服务。对门诊场所进行适老化改造，包括标识中字型、字体、颜色以及视觉高度等多样性要素，就医流程中使用楼梯台阶、各类扶手、通行流线及人行出入口等通用设施，同时使用便捷性及增加智能轮椅等，提升门诊助老助残服务质量。

紧扣"患者权益最大化"核心理念，医院以《医疗纠纷预防和处理条例》为纲，通过制度化开展医疗纠纷案例讲评会，以典型案例为鉴，邀请法学专家与临床骨干联合剖析诊疗环节风险点，将"以病人为中心、以安全为重心、以质量为核心"的准则具象化为可操作的临床路径。加强医护患沟通，一方面标化医护患沟通用语库，建立病情告知负面清单制度，将知情同意书转化为可视化沟通流程；另一方面创新开展"患位思考、共情体验"沉浸式培训，医护人员通过模拟诊疗、角色互换等情景体验，体验就医各个环节，优化医疗服务流程；护理部还同步实施"温暖护理"提升工程，在多院区打造 TO BE A HERO 创伤关怀、粉红桥等特色护理品牌，通过孕妇学校、慢病管理俱乐部等载体开展精准健康教育，和谐护患关系。

二、守正创新，赓续河医根脉

为加强价值观的培育，医院在发展进程中逐步建立了文化核心元素——院徽、院旗、院歌、精神、院训、宗旨、愿景、目标、办院方针等。当前使用的院徽确定于 2010 年，芬兰绿色，天地之中式，院徽和院旗采用统一的图案和底色。院徽以两条优美的弧线构成了"ZZ"造型，既是"郑州"二字拼音的首字母，也与郑州大学的校徽相呼应。图形中间似汉字"中"的造型，既指中原之"中"、中国之"中"，亦指天地之"中"，体现医院的地域特征。图形中间阿拉伯数字"1"的造型，既指第一附属医院的概念，也象征着医院一流的医疗技术水平、一流的医疗服务态度、一流的医疗环境和争创全国一流现代化医院的目标；又似定海神针，寓示着医院牢牢屹立于中原大地，不断发展壮大。医院将文化元素充分融入环境建设，院徽在医院场所，白衣、被褥、纸杯等物品上随处可见；院旗和"厚德、博学、精业、创新"八字院训伫立在各院区门诊广场的醒目位置；在河医院区设立医院精神石和医院文化墙；院歌《大爱无疆》作为保留曲目在院务会议、学术论坛等重大活动期间播放，以坚定、豪迈的旋律凝聚精神共识，传递医者仁心与大爱情怀。

医院在发展中不断发掘历史积淀，编撰了《院志篇目》《院大事记》《院概况》(1984 版)、《河南医学院历史沿革》《走向辉煌——郑州大学第一附属医院 80 年回眸》《80 周年院庆征文选编》(2008 版)等文史资料，弘扬一代代河医人在难忘岁月里不畏艰难、勇于拼搏、团结奋进的文化精神。医院"建院 90 周年"时，坐落于东院区八号楼的院史陈列馆正式开馆，共收集实物 256 件、书籍 50 余本，结合图像、声音、多媒体等现代化技术手段，全面展示建院以来九十年的光辉发展历程，成为弘扬医院优秀文化传统的重要教育基地和向社会各界宣传展现医院发展辉煌成就的重要地点。

医院在建院"95 周年"系列活动中,凝练出"拼搏、奉献、求是、担当"的医院精神;评选出涵盖医院发展各个时期的功勋人物 10 人、功臣人物 64 人、突出贡献人物 47 人;发布了"赓续河医根脉、建设一流强院"系列丛书——《郑州大学第一附属医院老专家访谈录》《媒体眼中的郑州大学第一附属医院》《赓续与创新》;开展"文化艺术月"活动,讲好"河医故事"、传承"河医基因"、凝聚"河医力量",一代代"河医人"的医者仁心,由此绵延传承。至此,医院完成了医院精神、院训、宗旨、经营方针、目标等一系列医院文化核心价值理念的构建,进一步增强了医院文化凝聚力,为建设医院高质量发展新文化奠定了良好基础。

三、职工为本,激活发展内生动力

医院加强对职工的人文关怀,积极为职工创造宽松、健康向上的文化氛围,激励每个员工的智能,发挥员工的工作积极性和创造性。大力支持职工文体协会活动,开设的 11 个文体协会包括篮球协会、足球协会、排球协会、乒乓球协会、羽毛球协会、长跑马拉松协会、棋牌协会、书画协会、舞蹈协会等。积极组织各类文体活动,包括职工合唱比赛、舞蹈展演比赛、书画、摄影、登山、围棋、羽毛球、文化讲堂、演讲比赛等系列活动,搭建沟通交流的平台,让职工在更多人面前展现自己的特长和风采,增加职工之间的互动与交往,形成温馨、和谐的工作氛围。医院还加强"职工之家""职工书屋"和健身房建设,建立保护关心爱护医务人员长效机制,保障不同院区医务人员公平享有合法权益。

医院弘扬和践行"敬佑生命、救死扶伤、甘于奉献、大爱无疆"的职业精神,塑造医德高尚、医术精湛、医风严谨的行业风范,打造有温度的医院,提供有关怀的医疗,培养有人文精神的医生,使之成为助推医院高质量发展的动力源。注重积极树立先进典型,以中国医师节、国际护士节、教师节为导向,组织系列评选活动,如"道德模范""十佳优秀医师""十佳医疗创新领军人物""十佳护理标兵""百名优秀护士""十佳突出贡献标兵""十大杰出青年""年度工会先进集体""先进个人""三育人"评选等,营造争先创优、竞相出彩的良好氛围。医院还加强对先进人物事迹、突破性医疗成果、医疗技术创新和典型医疗案例等方面的宣传,用热情传播"一附院正能量",用真情讲述"一附院好故事",增加各院区职工对医院的认同程度。

为提升各院区之间的文化认同,医院形成了有序的员工定期转岗机制,打破多院区之间有形的地域交流壁垒,进而强化员工之间的沟通和交流,借老员工对新员工的传、帮、带实现医院文化的交融、引导、培育和共进。其次,建立了中层及以上干部担任"值班主任"制度,加强畅通医院领导层、职能科室和临床科室之间纵向和横向的沟通渠道,统一医院中层干部的思想和认识,积极充当医院文化传播的中坚力量。同时,邀请不同学科领域的专家学者来院进行学术交流、开展职业技能培训,鼓励各院区相关人员积极参与。

第六节 坚持党建引领,着眼高质量新发展

一、全面执行和落实党委领导下的院长负责制

医院党委发挥把方向、管大局、作决策、促改革、保落实的领导作用,坚持"党委管总"管理原则。在"把方向"上,党委全面贯彻落实党的基本理论、基本路线、基本方略,贯彻落实新时代党的卫生与健康工作方针,坚持医院公益性不动摇,确保医院多院区协同发展符合党和国家的根本要求。党委承担管党治党、办学治院的主体责任。在"管大局"上,党委按照党中央关于"促进优质医疗资源扩容"的要求,把医疗卫生服务能力建设放在更加突出的位置,按照分工抓好组织实施,确保牢牢掌控医院发展的工作全局;负责制定医院的整体战略规划、发展目标和重大决策,协调医院与外部环境的关系,争取资源和政策支持,对医院的整体运营和发展负总责。在"作决策"上,健全了医院党委会议议事决策规则,对医院改革发展、财务预决算、"三重一大"、内部组织机构设置,以及涉及医务人员权益保障等重大问题,坚持科学决策、民主决策、依法决策。在"促改革"上,党委贯彻落实深化医药卫生体制改革政策措施,积极稳妥推进人、财、物、信息、业务等方面的一体化管理,不断提升医院管理水平和医疗服务质量。在"保落实"上,党委支持院长依法依规独立负责地行使职权,建立健全党委统一领导、党政分工合作、协调运行的工作机制,确保各项工作得到有效落实。作为医院法人,院长在医院党委领导下,全面负责医院医疗、教学、科研、行政管理工作;领导班子其他成员根据工作分工认真履行"一岗双责",对所在岗位应当承担的具体业务工作负责,又要对所在岗位应该承担的全面从严治党政治责任负责。

二、全面加强领导班子和干部人才队伍建设

(一)全面加强领导班子建设

按照干部管理权限和政治强、促改革、懂业务、善管理、敢担当、作风正的标准,选优配强医院党政领导班子成员。医院党委书记、院长分设,实行院长聘任制,院长同时担任党委副书记。党委书记和院长均熟悉医疗卫生行业发展情况和相关政策法规,有先进的医院管理理念和实践经验,符合深化医药卫生体制改革和健全现代医院管理制度需要。党委班子成员按照章程进入医院管理层,医院管理层中的党员成员进入医院党委班子。党委书记和院长共同负责医院领导班子的自身建设。领导班子成员不再兼任中层正职,确保把主要精力和时间用于医院管理。

落实党委理论学习中心组学习制度,每年制订党委理论学习中心组学习计划并按要

求执行,加强理论学习的计划性和系统性,以提高医院党政领导班子的思想政治素质。党政领导班子坚持议大事、抓实事,以发展为主题,把握工作全局,抓住主要矛盾,突出工作重点,推进各项工作,提高工作的执行力。党政领导班子成员要坚持民主集中制,在民主集中制的原则下创造性地开展工作。加强领导干部的党风廉政建设,加强领导干部的思想作风、学风、工作作风、领导作风、干部生活作风建设,加强医院党政领导班子后备干部队伍建设,要积极做好本单位年轻干部培养教育管理工作,着眼于中、长期领导班子建设的需要,注意发展和培养一批更年轻、有潜力的优秀后备干部,制订后备干部培养计划,落实各项培养措施。

(二)全面加强干部人才队伍建设

坚持党管干部原则,医院党委按照干部选拔任用有关规定,修订了《医院中层领导干部选拔任用工作实施意见》《医院中层干部选拔任用工作实施方案》,制订了集中调整中层干部推荐考察工作方案,选任二三级机构干部450人,使干部年龄结构老化问题和部分岗位长期缺配问题得到有效解决。改革后的全院干部平均年龄47.1岁,同比下降3.4岁,硕博人员占比提升至80.13%,临床医技部门干部高级职称人员占比达97.92%。制订并实施干部教育培训计划,通过"中层干部综合素质提升培训班""学习强国"和"河南干部网络学院"线上培训等,持续抓好干部教育管理。通过关键岗位干部职务调整、高风险科室干部轮岗等,防范岗位风险。通过持有出国(境)证件清查、干部因私出国(境)证件全过程管理、领导干部个人有关事项报告等,不断强化干部监督管理。

坚持党管人才原则,医院成立高层次人才办公室,对医院高层次人才工作和高层次人才队伍建设进行统筹规划、宏观指导、综合协调、督促检查。医院制定《领导班子成员联系高层次人才工作制度》,加强医院领导与高层次人才的联系,充分发挥高层次人才在医院建设发展中的智力支撑和示范带动作用。医院制定《面向海内外引进高层次人才实施办法(试行)》《高层次人才培养实施办法(试行)》,加大了引进高层次和急需紧缺人才的力度,实施"一人一议""一事一议",为人才提供平台、兑现待遇,营造良好的工作环境,尽可能做到人尽其才、才尽其用。

(三)全员扎实开展主题教育

坚持"一条主线",抓住影响高质量发展和群众看病就医"两个难点",紧盯立行立改问题、调研成果转化和征求意见建议"三张清单",做到院领导带头,全院大兴调研之风,先后开展32项课题调研,召开2次调研成果交流会,下好"学、查、改、干"真功夫,做好民生实事,用好主题教育的"指挥棒"和调查研究的"传家宝",推动调研成果转化为高质量发展的实际成效。医院成立了党纪学习教育工作专班,制定了《关于在全院党员中开展党纪学习教育的工作方案》,举办了党纪学习教育读书班,采取个人自学、支部领学、集中辅导等形式,在全体院领导和中层干部、全院党员范围内开展读书班学习活动。

根据医院《推进全面从严治党加强党风廉政建设责任制实施细则》《纠风工作责任制

实施细则》,每年开展专项测评,对目标责任落实不力的部门负责人进行谈话提醒,督促党员领导干部当好"第一责任人",落实好"一岗双责"。医院成立了医药领域腐败问题集中整治工作领导小组,设立工作专班,深入推进医疗领域腐败问题集中整治。编印以集中整治为主题的《反腐倡廉、学思践悟》期刊,推进"四聚焦四治理"专项行动,落实省纪委"五项监督"工作,全面加强政治建设、思想建设、组织建设、作风建设、纪律建设和制度建设,召开党风廉政建设警示教育专题会。

三、全面提升党组织和党员队伍建设质量

(一)推进党支部标准化规范化建设

加强基层党组织建设,以提升组织力为重点。医院积极优化支部的调整和设置,原则上支部设置不跨院区,共设置181个职工党支部,建立上下贯通、执行有力的基层组织体系,确保党组织覆盖医院各群体各环节。强化组织管理,修订完善党支部标准化规范化建设、支委班子职责、组织生活等制度,建立一批支部党员活动室,从运行机制、活动阵地上进一步强化党支部作用发挥。建好党员队伍,从严把好党员入口关,严格落实党员发展"双推双评三全程"要求的工作程序,在确定积极分子前进行党员推荐和群团推优,群团组织(28周岁以下经团支部、28周岁以上经部门工会)对入党申请人作进一步了解后,采取民主评议或票决等方式确定推优人选,报上一级群团组织备案后向党支部推荐;注重建立健全"双培养"机制,新发展党员中高知群体占比常年保持在70%以上。另外,加强经费和阵地保障,每年将党建工作经费列入医院年度预算,足额保证党建工作需要。各支部签订党风廉政责任书,开展"清廉科室""清廉团队"创建活动。刚性制度和柔性管理双管齐下,党员职工在自觉增强自我约束意识上做出"先锋"表率,坚定不移地推动医院全面从严治党向纵深发展。

(二)实施党支部书记"双带头人"培育工程

医院制定《党支部书记"双带头人"培育工程实施方案》,党支部书记由内设机构负责人中的党员担任,享受相应级别干部的待遇;例如医院行政后勤共设立33个党支部,其中31个均由是党员的部门负责人兼任,"双带头人"占比93%。临床医技科室党支部书记由业务骨干担任,基本实现科主任、党支部书记"一肩挑"的目标,着力于把优秀党员培养成(后备)学科带头人,把学科带头人培养为党建带头人。注重建立健全"双培养"机制,加强对支部书记的教育培训和实践锻炼,既注重党务和思想政治工作培养,又注重业务和管理工作培养。

四、落实党建工作责任

医院党委承担党建工作主体责任,党委书记是党建工作第一责任人,领导班子其他

成员根据工作分工认真履行"一岗双责"。每年组织开展年度基层党组织书记抓基层党建述职评议考核会议,并指导各党总支完成党支部书记述职评议工作,述职评议结果与年度考核、评优评先和干部选拔任用等挂钩。通过开展述职评议考核、每月召开"党总支书记会议"、基层党组织建设问题自查、党务干部集中培训和检查指导等,压实基层党建工作责任,推动基层党组织发挥战斗堡垒作用,保障"三会一课""主题党日""谈心谈话"等制度的落实。

医院大力开展"一支部一品牌"示范党支部创建工作,推进党建与业务深度融合。例如,感染科党支部于 2023 年度荣获"全国公立医院临床科室标杆党支部"称号。肾脏内科医学部第二党支部入选全国高校"双带头人"教师党支部书记"强国行"专项行动团队。2022 年 3 月,郑州大学第一附属医院急诊党支部被评为"第三批全国党建工作样板支部"创建单位,支部书记为"双带头人",支部下设 7 名支部委员。急诊党支部在医院党委领导下积极开展"亮出形象正党风、医德建设争先锋""急救知识进社区,名医名家走基层"系列特色活动。在新冠疫情中,支部内约 500 余名党员干部主动请缨,纷纷报名前往抗疫一线,义无反顾地支援上海、河南各地市以及郑大一附院隔离病房,用实际行动诠释了医务工作者的责任与担当。在抗疫斗争中,急诊党支部不仅圆满完成了各项任务,还涌现出了一大批先进典型和感人事迹,为打赢疫情防控阻击战贡献了积极力量。急诊党支部先后荣获郑州大学第一附属医院先进党支部、郑州大学先进基层党组织等荣誉称号,支部书记孙同文荣获中共河南省委教育工委 2022—2023 年度"优秀党务工作者"称号;急诊和重症党总支"党建+"案例荣获国家卫健委党校 2024 公立医院党建业务统合典型案例。急诊党支部将党支部工作与临床实践紧密结合,探索出了具有专业特色的"党建+"新模式,定期举办以党建为主题的医疗业务交流活动,不仅丰富了党员同志们的精神文化生活,也极大地激发了大家的工作热情与创造力,营造了浓厚的党建文化氛围。急诊党支部常态化开展党员志愿者活动,如社区科普、福利院救助、募捐公益跑、优质服务乡村行义诊等,充分发挥党员先锋模范作用,不断激发党员先进意识、践行党的宗旨。

结　语

　　历经近百年的淬炼,医院秉持"厚德、博学、精业、创新"的院训,坚守"以人为本、患者至上、至善至美、服务社会"的宗旨,发扬"拼搏、奉献、求是、担当"的精神,锚定建设"国内一流现代化医院"的目标,践行"公益为民、优质高效"的办院方针,如今,医院正以特色同城多院区的崭新格局,在"一体化管理、同质化服务、差异化发展"的模式下,连续五年蝉联国家公立医院绩效考核 A+等级,DRG 综合效能稳居全国前列,同城医疗集团建设经验备受同行关注。

　　医院紧扣高质量发展主线,以学科建设为核心,以"人才强院、科教兴院"双轮驱动战略为引领,以改革创新为动力,构建起"医教研产"协同发展的创新生态。通过实施顶尖人才引育计划,打造阶梯式人才培养体系,逐步推进以临床需求为中心,覆盖基础研究、临床转化到产业应用的科研平台集群建设,医院自主创新能力实现跨越式提升。近年来,在推进国家神经疾病区域医疗中心建设进程中,医院严格对标国家区域医疗中心建设标准,以提升区域医疗服务同质化水平为己任,重点聚焦神经疾病疑难危重症诊断与治疗、医学人才培养、临床研究、疾病防控与突发事件医疗应急、医院管理、中西医协同发展等六大核心能力,全力打造七大核心发展引擎。

　　一是着力建设国家应急救援中心,加强国家紧急救援队伍力量,建成国家紧急医学救援基地,配备先进救援设备,旨在各类重大突发公共事件中能够迅速响应,为人民生命安全筑起坚固防线。二是积极建设公共卫生临床中心,按照"平疫结合"总要求,完善传染病防控体系,提升重大公共卫生事件和重大传染病的救治能力,守护公众健康。三是打造医学科技创新中心,聚焦疑难危重症诊疗,加强多学科交叉融合,促进临床与基础研究融合,推动医学关键技术的前沿突破,强化高水平临床研究,为患者带来更优质的医疗服务。四是厚植医学人才培养中心,通过构建完善的教育体系,开展多层次的医学教育,培养具有国际视野、创新精神和实践能力的医学人才,打造医疗人才聚集高地。五是推进建设国际交流合作中心,积极开展国际合作与交流,引进国外先进的医学理念和技术,提升医院的国际影响力。六是全力打造科技成果转化中心,优化转化流程,促进产学研深度融合,开发高质量的健康保障和健康风险防控技术及产品,将科研成果转化为临床实践,为医院的可持续发展注入强大动力。七是推动发展中西医协同创新中心,组建中西医结合临床研究平台和多学科诊疗团队,开展中西医协同临床、科研、教学攻关,创新中西医结合医教研新模式,促进中医和西医强强联合、优势互补。

　　在七大核心发展引擎推动下,医院将继续以改革创新为动力,在医疗质量、学科建设、科研创新、运营管理等维度提档升级,全面提升医院多院区的医疗、教学、科研、预防和管理水平,全力创建国家医学中心,为郑州国家中心城市、"健康河南"和"健康中国"建设贡献力量。

参 考 文 献

[1]夏宇,陈英耀,杨毅.三级公立医院多院区同质化管理分析框架与路径探索[J].医学与社会,2024,37(2):78-83.

[2]杨琰,周典,田帝,等.公立医院一院多区"同质—差异—协同"发展模式研究[J].中国医院管理,2022,42(6):1-4+12.

[3]刘悦,黄可歆,帅佩君.三级公立医院多院区高质量发展的三维路径建构[J].卫生经济研究,2022,39(8):73-76.

[4]侯爱敏.郑州人口密度增长全省最快[N].郑州日报,2022-02-18(005).

[5]李鹏.2021年河南人口发展报告公布[N].河南日报,2022-05-25(003).

[6]张冬青,翟宇杰,陈英博,等.大型公立医院"一院多区"同质化管理的实践与探索[J].中国医院管理,2023,43(2):1-4.

[7]乔伟,张冬青,蒋琳,等.公立医院"一院多区"运营绩效考评机制优化与思考[J].中国医院管理,2023,43(2):18-20.

[8]郭儒雅,杜圣普,姜雪,等.北京大学第三医院集团化建设路径探索[J].中华医院管理杂志,2022,38(5):332-336.

[9]李奠基,林青.发展集团化医院的实践与体会[J].中国卫生经济,2002(3):55-56.

[10]张岩.辽宁省公立医院集团化现状及未来发展探讨[J].现代医院管理,2013,11(4):13-15.

[11]陈维进,罗鹏程,张杰.湖北鄂东医疗集团改革探索[J].中华医院管理杂志,2017,33(9):645-647.

[12]任宇飞,张晓祥,庹兵兵,等.集团化医院一体化管理与协同信息平台总体设计[J].中华医院管理杂志,2018,34(11):932-935.

[13]陈瀚钰,夏景林,赵列宾,等.上海市医院集团医疗资源整合模式现状调查[J].中华医院管理杂志,2009,25(10):652-655.

[14]王成增,赵杰.赓续河医根脉,建设一流强院[M].郑州:郑州大学出版社,2023.

[15]DE GIETER S, DE COOMAN R, PEPERMANS R, et al. The psychological reward satisfaction scale: developing and psychometric testing two refined subscales for nurses[J]. Journal of Advanced Nursing,2010,66(4):911-922.

[16]HENEMAN HG, SCHWAB DP. Pay satisfaction: its multidimensional nature and measurement[J]. International Journal of Psychology,1985,20(1):129-141.

[17]蔡进.基于DEMATEL方法的多院区医疗质量同质化影响因素研究——以广州市某三甲医院多院区建设为例[D].广州:南方医科大学,2019.

[18]程橙,杨可来尔,刘效姬.加强文化建设推动公立医院高质量发展的思考[J].中国医

院管理,2022,42(6):94-96.

[19]戴真煜,吴丽华,孙加权.我院一院多区同质化管理的实践与探索[J].中国医院管理,2018,38(9):76-77.

[20]窦剑峰.公立医院财务队伍建设、转型与人才培养机制构建探索[J].中国卫生经济,2022,41(5):83-86.

[21]高欢,杜杏利,廖家智,等.多院区医疗同质化管理内部评价方法研究[J].中国医院管理,2022,42(4):63-65.

[22]辜志强,许鸿雁.薪酬管理公平性对员工薪酬满意感的影响[J].中国管理信息化,2022,25(8):130-132.

[23]管文博,梁笛,黄葭燕.宁夏回族自治区县级公立医院住院患者满意度及其影响因素[J].中国卫生资源,2021,24(3):284-287.

[24]何佳,钟霞,杨义,等.四川省公立医院薪酬制度改革对医护人员薪酬满意度的影响调查[J].中国医院管理,2022,42(9):26-31.

[25]何晶晶.新建院区人力资源管理SWOT分析——以安徽省公立医院南区为例[J].现代医院,2016,16(11):1665-1668.

[26]黄瑶,周英,汪国成,等.住院患者尊严现状及影响因素分析[J].护理学杂志,2021,36(20):93-96.

[27]贾瑶瑶,刘勇.我国公立医院薪酬结构现状分析[J].中国医院管理,2021,41(8):40-42.

[28]蒋丽蕾,董梦萌,管沛璇.公立医院分院区筹建初期财务管理的探索和实践[J].中国管理信息化,2021,24(9):54-55.

[29]蒋晓英,邢念莉,姜艳,等.公立医院"一院两址"管理模式的实践与探究[J].中国肿瘤,2022,31(3):205-209.

[30]李凤莹.浅谈地市级三级医院一院多区的管理与实践[J].劳动保障世界,2018(32):66-67.

[31]李爽,刘亚军,田伟.加强文化建设,促进"一院多区"公立医院高质量发展[J].中国卫生事业管理,2021,38(8):577-578+640.

[32]赵锐,张晓林,任平,等.国家医学中心和国家区域医疗中心功能任务落实情况与关键问题探讨[J].中华医院管理杂志,2022,38(7):471-476.

[33]艾静.基于5P模型的"一院多区"公立医院人事管理制度研究[D].成都:西南科技大学,2023.

[34]BlÜMEL M,SPRANGER A,ACHSTETTER K,et al. Germany:health system review[J]. Health Syst Transit,2022,22(6):1-272.

[35]BUSSE R,SCHREYÖGG J,GERICKE C. Analysing changes in health financing arrangements in high-income countries:a comprehensive framework approach[J]. Social Science & Medicine,2017,70(3):481-490.

［36］SCHMITT T,HAARMANN A,SHAIKH M. Strengthening health system governance in Germany：looking back，planning ahead［J］. Health Econ Policy Law,2023,18（1）：14-31.

［37］IKEGAMI N,CAMPBELL JC. Japan's health care system：containing costs and attempting reform［J］. Health Aff（Millwood）,2004,23（3）:26-36.

［38］MATSUDA S. Health policy in Japan-current situation and future challenges［J］. JMA J,2019,2（1）:1-10.

［39］SHIBUYA K,HASHIMOTO H,IKEGAMI N,et al. Future of Japan's system of good health at low cost with equity：beyond universal coverage［J］. The Lancet,2011,378（9798）：1265-1273.

［40］TATARA K,OKAMOTO E. Japan：health system review［J］. Health Systems in Transition,2009,11（5）:1-164.

［41］汪应洛. 系统工程［M］. 北京：机械工业出版社,2015.

［42］汪应洛. 当代中国系统工程的演进［J］. 西安交通大学学报（社会科学版）,2004（4）：1-6.

［43］MCKINNEY ML,LOCKWOOD JL. Biotic homogenization：a few winners replacing many losers in the next mass extinction［J］. Trends in Ecology & Evolution,1999,14（11）：450-453.

［44］DIMAGGIO PJ,POWELL WW. The iron cage revisited：institutional isomorphism and collective rationality in organizational fields［J］. American Sociological Review,1983,48（2）:147-160.

［45］TORGERSON E,KARLSSON J. Getting the idea ready to travel—a multiple case study of how the balanced scorecard is packed［D］. Gothenberg：University of Gothenburger,2011.

［46］刘新春,陈亚南. 探析新时期医院人才培养新模式［J］. 中国现代医学杂志,2012,22（14）:101-103.

［47］刘颖,梁立波,孙宏,等. 公立医院薪酬激励的国际经验及对我国的启示［J］. 中国医院管理,2015,35（6）:12-15.

［48］马琦,徐婕,陆毅群,等. 多院区医疗服务模式的研究与探索［J］. 现代医院管理,2020,18（1）:50-51+66.

［49］彭安澜. 武汉市同济医院多院区管理的难点及对策分析［J］. 世界最新医学信息文摘（连续型电子期刊）,2019,19（49）:122-123+140.

［50］史金秀,周常蓉,戴小喆,等. 医院运营管理的政策梳理、主要模式与实践探索［J］. 中国卫生经济,2021,40（8）:74-77.

［51］王蕾,朱洁明,胡昆鹏,等. PDCA 循环管理对手术室运行效率的影响［J］. 现代医院,2020,20（8）:1150-1153.

[52]王淑云,孙泽生.分级诊疗改革对患者满意度和诊疗选择行为的影响[J].管理工程学报,2021,35(6):115-127.

[53]吴迪,刘温文,王鹏."一院多区"公立医院集团化管理存在的问题及对策[J].管理观察,2019(33):174-176.

[54]吴菲菲,徐海英,贺艳.基于信息技术的精益管理对手术室护理人员工作效率的影响研究[J].当代护士,2022,29(5):146-150.

[55]徐敏,张振建,许景东,等."一院多区"医院管理的探索与思考[J].中国卫生质量管理,2017,24(4):107-109.

[56]徐鹏,黄霞,徐思诗.公立医院一院多区建设人力资源配置研究——以某省三甲医院为例[J].老区建设,2021(16):53-56.

[57]闫婷,胡延孟,程丽,等.某院"一院多区"管理问题分析及对策探析[J].中国卫生质量管理,2021,28(9):85-87.

[58]于婷,严波.以"价值医疗"为导向重塑医院运营管理模式[J].中国卫生经济,2020,39(10):65-67.

[59]余云红,刘洋,赵体玉,等.我国手术室工作效率现状及提升策略研究进展[J].中国临床护理,2021,10(13):650-652.

[60]翟运开,张倩,赵栋祥.疫情防控常态化下患者双渠道就诊满意度影响因素研究[J].图书情报工作,2022,66(3):118-129.

[61]张敬伟,马东俊.扎根理论研究法与管理学研究[J].现代管理科学,2009(2):115-117.

[62]张贤,陈静,易景娜,等.基于就医体验的郑州市三级综合医院住院患者满意度状况及其影响因素[J].医学与社会,2021,34(6):18-21+30.

[63]张懿中,顾伟,薛迪.公立医院职能部门绩效考核与绩效薪酬分配研究[J].中国医院管理,2022,42(2):10-13.

[64]赵浴光,李晓璇,崔莹,等.地市级城市医院服务质量及其对住院患者满意度的影响研究[J].中国医院管理,2020,40(7):60-62.

[65]郑喜灿,赵丽,潘文文,等.一院多区护理区域协同与同质化管理模式[J].解放军医院管理杂志,2020,27(4):389-391.

[66]周莹,王春鸣,周亚旭,等.三甲综合医院中层管理人员对医院多院区协同管理的认知评价研究[J].中国医院,2021,25(5):22-25.

[67]田翀,邓奕洋,方鹏骞.公立医院一院多区模式与紧密型城市医疗集团的功能解析与差异化发展[J].中国卫生事业管理,2024,41(9):971-974+999.

[68]刘晨昕,王晓燕,郭蕊,等.北京三级公立医院科层制管理现状研究:以科层制理论为基础[J].中国医院,2018,22(10):26-29.

[69]徐军学.公立医院多院区管理模式浅探[J].新会计,2024(3):57-58.

[70]贾同英.多院区医院同质化管理模式研究[D].上海:上海交通大学,2016.

[71] 王大壮,徐瑄,张农山,等.基于 SWOT 分析的江苏某三级公立中医院多院区高质量发展路径研究[J].中国卫生质量管理,2024,31(5):85-90.

[72] 陈武朝,黄二丹,潘黎,等.公立医院高质量发展背景下多院区同质化面临问题与实现路径[J].中国医院,2024,28(1):15-18.

[73] 涂晓晨,王成,陈蕊.我国公立医院多院区管理实践与研究现状[J].中国社会医学杂志,2024,41(3):254-256.

[74] 张小瑞,曹蔚玮,孙颖,等.公立医院多院区管理模式探索与实践[J].医院管理论坛,2023,40(10):6-8+20.

[75] 冯亚兰,姚晓喜,蒋小军.一院多区专科能力建设助推医院高质量发展[J].现代医院,2024,24(7):994-997+1003.

[76] 邵蓉,张子蔚,常峰.美国与我国医院集团形成原因的对比分析[J].中国药房,2010,21(41):3841-3843.

[77] 陈文贤,高谨,毛萌.从一个英国医院集团的运营现状看医院集团的发展趋势[J].中华医院管理杂志,2002(9):65-67.

[78] 胡倩倩,冯杏君,陈爱芬,等.公立医院集团化的模式与建议[J].医院管理论坛,2012(5):26-27.

[79] 周三多.管理学[M].5版.北京:高等教育出版社,2023.

[80] 孙斌,刘逸杰,谢泽宁.公立医院多院区学科布局的实践探索[J].中国医院管理,2024,44(8):42-45.

[81] 丁宁,胡豫,张义丹,等.新质生产力助力公立医院高质量发展的路径分析[J].中华医院管理杂志,2024,40(9):651-656.

[82] 张泽宇,白雪,方鹏骞.国家临床重点专科高质量发展实现路径与策略[J].中国医院,2023,27(8):1-4.

[83] 丁宁,许栋,张明,等.基于三级公立医院绩效考核的多院区同质化管理研究[J].中国医院管理,2024,44(9):19-22.

[84] 陈长英,蒋帅,付航,等.嵌入式协同管理模式在河南省某公立医院"一院多区"门诊管理中的应用[J].医学与社会,2024,37(8):92-98.

[85] 贾志刚,王宣华,谭健,等.基于多院区差异化发展的门诊医生排班模型的构建与应用[J].中国数字医学,2023,18(10):54-58.

[86] 陈新.公立医院多院区人力资源管理实施路径研究[J].医院管理论坛,2023(11):71-74.

[87] 中国医学科学院,朱洪彪,王辰,等.医改蓝皮书:中国医改发展报告(2023)[M].北京:社会科学文献出版社,2024.

[88] 王成增.奋力实现公立医院高质量发展加快建设健康河南[J].党的生活(河南),2022(9):48-49.

[89] 闫生方,刘章锁.文化建设在促进医院高质量发展中的作用探讨[J].中国医院管

理,2019,39(6):69-70.

[90]赵艳婷,路亚柯,杨林朋,等.多院区医院智慧医院建设路径研究与探索[J].现代医院,2024,24(3):420-423.

[91]蔡沁怡,陆耀红,谢芳艺,等.一院多区模式下高校附属医院临床医学本科教育管理路径探索[J].中华医学教育探索杂志,2024,23(6):732-736.

[92]蒋帅.医务人员薪酬满意度对工作绩效的影响关系探析[J].现代医院管理,2023,21(6):36-39.

[93]蒋帅,王敬,方鹏骞.新质生产力视角下公立医院拔尖创新人才治理机制研究[J].中国医院管理,2024,44(12):22-26.